孕期健康饮食指导

刘烈刚　杨雪锋　主编

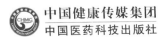

中国健康传媒集团
中国医药科技出版社

内容提要

在孕期的不同阶段，孕妈妈的身体特点和营养需要以及胎儿的生长发育需求都有所不同，为了保证孕妈妈和胎儿的健康，孕妈妈的饮食安全和营养均衡非常重要。本书介绍了各孕期阶段的饮食调理要点，解答了孕期饮食的众多疑惑，比如孕期吃哪些食物不安全，要不要吃营养补充剂，哪个孕周该补哪些营养物质，孕期不适如何通过饮食来缓解，等等，帮助孕妈妈保证饮食安全，调理好自身营养，孕育健康宝宝。

图书在版编目（CIP）数据

孕期健康饮食指导 / 刘烈刚, 杨雪锋主编. —北京：中国医药科技出版社, 2019.5
（智慧生活·健康饮食）
ISBN 978-7-5214-0756-3

Ⅰ.①孕… Ⅱ.①刘… ②杨… Ⅲ.①妊娠期 – 饮食营养学 – 基本知识 Ⅳ.①R153.1

中国版本图书馆CIP数据核字(2019)第023445号

孕期健康饮食指导

美术编辑 陈君杞
版式设计 大隐设计

出版 中国健康传媒集团｜中国医药科技出版社
地址 北京市海淀区文慧园北路甲 22 号
邮编 100082
电话 发行：010-62227427 邮购：010-62236938
网址 www.cmstp.com
规格 710×1000mm $^1/_{16}$
印张 11 $^1/_4$
字数 122 千字
版次 2019 年 5 月第 1 版
印次 2019 年 5 月第 1 次印刷
印刷 三河市万龙印装有限公司
经销 全国各地新华书店
书号 ISBN 978-7-5214-0756-3
定价 39.00 元

编委会

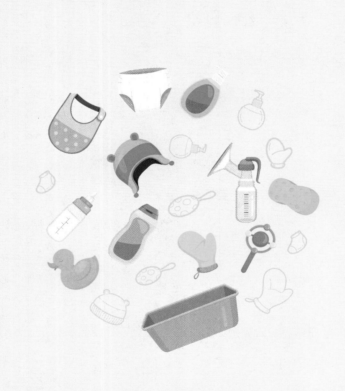

前 言

从怀孕那一刻开始，每位孕妈妈都将与肚子里的胎儿一起经历美妙的 280 天。在孕育新生命的过程中，每位孕妈妈都希望能给宝宝提供最安全、全面的营养和温暖的保护，保证宝宝平安、健康地出生。

宝宝的健康与否，不仅是由父母双方的 DNA 决定的，理想的胚胎孕育环境、优质的营养供给对宝宝的生长发育同样十分重要。根据著名的"多哈理论"，宝宝在子宫内的营养状况对其出生后的健康有深远的影响，也就是说，孕妈妈的营养状况会影响宝宝出生时的健康指标，而且会影响宝宝一生的健康。

如果孕妈妈食用较多油炸食品、甜食和加工肉制品，婴儿免疫系统异常的危险会增大。孕妈妈从备孕开始补充适量叶酸，可以让宝宝避免发生多种先天畸形，还会大大降低儿童患自闭症和脑瘤的风险。宝宝出生后出现过敏、哮喘、贫血、消化不良、学习障碍等问题，以及成年后患高血压、糖尿病、肥胖的风险，都或多或少与胎儿期和婴儿期的营养状况有关。父母都不希望孩子输在起跑线上，但很多爸爸妈妈却忽视了在胎儿期和婴儿期宝宝的营养状况，孕期的饮食安全和均衡营养对宝宝的发育和成长至关重要。

妊娠糖尿病、妊娠高血压、孕期贫血、消化不良、产后出血等高发的妊娠并发症也与孕妈妈的饮食安全息息相关，安全、健康、营养、合理的饮食是预防这些妊娠并发症最有效方法。

孕期可能出现因蛋白质、钙、铁等营养物质摄入不足所致的孕妈妈贫血、骨质软化、脱发和胎儿骨骼、牙齿发育不良等营养不足的状况，也有的孕妈妈过度摄入营养或随意食用煎炸、烧烤、高油、高糖食物，引起孕期体重暴增，胎儿过大，而使分娩困难。这些都是不利于孕妈妈和胎儿健康的状况，通过科学管理饮食、积极运动健身、调整良好的心情，就可以避免以上情况的发生，同时保证孕妈妈和胎儿的营养和健康。

孕期吃山楂、螃蟹、辣椒、咖啡等食物安全吗？怎么吃才能控制好孕期的血糖、血压和体重？吃什么能缓解孕吐、乳房胀痛、胀气、便秘等不适？哪些营养物质需要额外补充？要想在孕期吃得安全、吃得健康，里面的学问可大着呢！从食品安全到饮食营养，从食物选择到膳食搭配，从常见误区到科学指导，本书不仅给各位孕妈妈解答相关的安全饮食知识，还提供了很多可操作的好办法。祝每位孕妈妈能够吃得安全、吃得营养、吃得健康，顺利度过美好的孕期，迎接健康宝宝的到来。

编者

2019 年 1 月

目录

抢先看：孕期能吃这些吗

1 孕妇可以吃山楂吗 / 2

2 孕妇可以吃芒果吗 / 4

3 孕妇可以吃巧克力吗 / 6

4 孕妇可以吃羊肉吗 / 8

5 孕妇能不能吃螃蟹 / 10

6 怀孕了能吃辣椒吗 / 12

7 孕妇不能吃菠菜是真的吗 / 14

8 孕期不能喝咖啡，能喝茶吗 / 16

孕早期（1～12周）：调整饮食，缓解不适

9 怀孕必须补充叶酸吗 / 20

10 怀孕了再补叶酸还来得及吗 / 22

11 同时服用叶酸补充剂和孕妇奶粉会不会导致叶酸摄入过量 / 24

12 怀孕了是不是吃得越多越好 / 26

13 孕妇增重多少最合适 / 28

14 怀双胞胎或多胞胎的孕妈妈需要增重更多吗 / 30

15 素食孕妇怎样保证营养 / 32

16 高龄孕妇应怎么吃 / 34

17 肥胖孕妇怎么吃更科学 / 36

18 有先兆流产症状应该怎么吃 / 38

19 发现怀孕后应该立即告别哪些食物 / 40

20 孕期可以吃哪些零食 / 42

21 孕期什么时候吃坚果比较好 / 44

22 孕吐反应大没胃口怎么保证营养 / 46

23 怎么吃可以缓解孕吐 / 48

24 什么食物可以缓解乳房胀痛 / 50

25 孕期出现牙龈肿痛、口角发炎如何在饮食上调节 / 52

26 "酸儿辣女"的说法靠谱吗 / 54

27 孕期怎么吃蔬菜、水果更科学 / 56

28 孕期吃什么对胎儿大脑发育有益 / 58

29 如何通过饮食补充镁 / 60

30 吃维生素 E 有助于保胎吗 / 62

31 孕期需要吃哪些营养补充剂 / 64

32 哪些孕妇不宜喝牛奶 / 66

33 喝孕妇奶粉有什么讲究 / 68

34 孕期在外就餐怎样保证安全 / 70

35 孕妇怎样避免食物过敏 / 72

36 孕期感冒如何通过饮食
缓解症状 / 74

孕中期（13 ~ 24 周）：保证营养，管理体重

37 孕中期应该增加摄取多少
蛋白质 / 78

38 素食孕妇如何保证孕中期
蛋白质的供应 / 80

39 如果经常觉得饿，吃还是
不吃呢 / 81

40 体重增长过快怎么控制 / 82

41 体重增长太少应该如何增重 / 84

42 孕中期可以大吃特吃吗 / 86

43 孕期控制体重需要禁糖吗 / 87

44 孕期需要低胆固醇饮食吗 / 88

45 吃什么能让心情变好 / 90

46 吃什么能预防长妊娠纹 / 92

47 孕期吃什么能让宝宝皮肤和
发质好 / 94

48 孕中期应该怎么补钙 / 96

49 补钙品应该怎么选 / 98

50 孕期可以多吃鸡蛋吗 / 99

51 如何从饮食调节上预防贫血 / 100

52 吃哪些食物能补铁 / 102

53 红枣真的能补血吗 / 104

54 吃菠菜能补铁还是会造成贫血 / 106

55 补铁药物应该怎么吃 / 107

56 如何保证 B 族维生素的供应 / 108

57 孕期如何补碘 / 109

58 孕期需不需要补 DHA/ 110

59 如何通过饮食缓解孕期便秘 / 112

60 哪些食物能助消化、消胀气 / 114

61 孕期高血压吃什么 / 116

62 吃低钠盐还需要控制摄入量吗 / 118

63 孕妈妈出现静脉曲张时饮食需要
注意什么 / 119

64 孕期失眠应如何饮食 / 120

孕晚期（25 ~ 40 周）：管住嘴，增加产力

65 "糖妈妈"如何避免成为
糖尿病患者 / 124

66 血糖高的孕妈妈能喝粥吗 / 126

67 患上妊娠糖尿病还能吃水果吗 / 128

68 如何避免孕晚期营养过剩 / 129

69 孕晚期吃不下怎么办 / 130

70 吃什么能补充"脑黄金" / 131

71 孕晚期经常腿抽筋就是缺钙吗 / 132

72 孕晚期应该怎么补钙 / 134

73 孕晚期烧心应如何饮食 / 136

74 吃什么能预防和缓解孕晚期
水肿 / 138

75 孕晚期补太多钙会不利于
顺产吗 / 140

76 孕晚期吃鹅蛋真的可以排
"胎毒"吗 / 142

77 临产前怎么吃能增加产力 / 144

78 哪些食物有助于产后泌乳 / 146

79 剖宫产手术前后饮食上应
注意什么 / 148

大揭秘：坐月子怎么吃

80 产后应该立即大补吗 / 152

81 产后出血适当吃些补血益气的
食物 / 154

82 吃胎盘真的能"大补"吗 / 156

83 产后可以长时间吃红糖吗 / 158

84 吃什么可以缓解产后掉头发 / 160

85 产后能吃水果吗 / 162

86 产后每天吃七八个鸡蛋对身体
有不良影响吗 / 164

87 产妇坐月子能不能吃盐 / 166

88 产后节食能快速瘦身吗 / 168

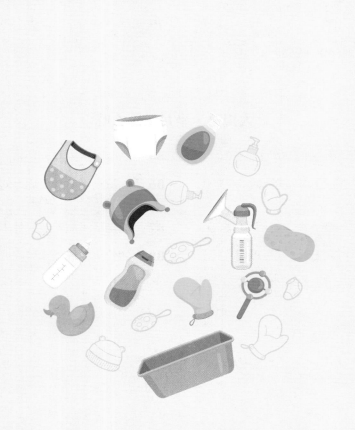

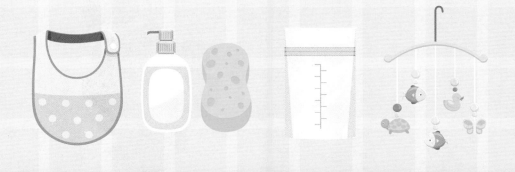

抢先看：
孕期能吃这些吗

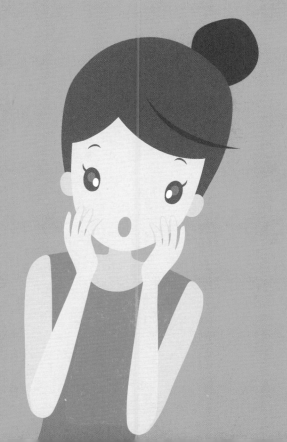

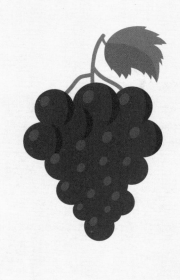

1/

孕妇可以吃山楂吗

孕早期建议孕妈妈尽量不吃山楂，对肠胃刺激大，还可能影响牙齿健康、增加流产风险。

很多女性在怀孕早期会有呕吐、食欲不振、恶心、厌恶油腻等早孕反应，此时会喜欢吃一些酸味的食物，比如山楂。但很多人说孕妇不能吃山楂，特别是在孕早期，容易导致流产。孕妇到底能不能吃山楂呢？

过食山楂对肠胃刺激大

女性怀孕后体内的孕激素和雌激素水平升高，胎儿不断生长发育会压迫孕妇的胃部，所以在孕期中准妈妈烧心、反酸的情况会比较严重。而山楂有刺激胃酸分泌的作用，如果此时多吃山楂，会使胃酸迅速增加、浓度增高，更易引起反胃、吐酸，严重者还会引起消化性溃疡。

山楂中含有大量果酸，有收敛和刺激胃黏膜的作用，孕妇的脾胃功能大多较弱，山楂吃多了容易降低消化能力，引起消化不良。而且鲜山楂中有大量鞣酸，食用过多的话会与人体内的矿物质结合形成胃结石。

影响孕妇牙齿健康

山楂含有易发酸的糖类，属于强腐蚀剂，对牙齿的珐琅质有腐蚀作用，大量吃山楂的话易引起龋齿，加重牙病。

如果是食用山楂制品的话，里面会含有很多糖，吃太多也会影响牙齿的健康。另外，吃太多山楂制品不利于孕妇血糖的稳定。

增加流产风险

山楂对子宫有收缩作用，如果孕期大量食用山楂及山楂制品，会刺激子宫收缩，甚至可能导致流产。如果有过流产史或有先兆性流产的孕妇，最好不要食用山楂及其制品。

如果为了缓解孕吐，孕妇想吃酸味的东西，可以吃些葡萄、青苹果、杨梅、西红柿等代替。

2/

孕妇可以吃芒果吗？

芒果营养丰富，可适当食用，但过敏体质的孕妈妈尽量避免食用。

果肉软糯香甜多汁的芒果是深受大家喜爱的一种热带水果，有"热带果王"之称。这种好吃的水果是否适合体质特殊的孕妇食用呢?

营养丰富还能缓解孕期不适反应

芒果中富含维生素 A，可以保护孕妈妈的视力。如果孕妈妈体内缺乏维生素 A，胎儿致畸的可能性会大大增加。

芒果生津解渴，还可止吐，能减轻晕车、晕船呕吐者的症状，同样可以有效缓解孕妈妈在孕早期出现的食欲不振、晨起呕吐、厌油腻等妊娠反应。

芒果中还含有丰富的膳食纤维，可促进胃肠蠕动，帮助排便。孕妈妈适量吃些芒果可以预防或缓解孕期的便秘症状。

过敏体质孕妈妈避免食用芒果

芒果是一种易引起过敏反应的水果，有些孕妈妈本身就是过敏体质，吃芒果后身上会起红斑，还可能出现呕吐、腹泻等现象。如果孕妇吃了芒果后出现上述过敏反应，立即停止食用芒果，去医院进行医治，不要擅自服用抗过敏的药物，孕期乱服药可能对胎儿造成危害，增加致畸和流产的风险。

另外，患有皮肤病、内科病的孕妇也要慎吃芒果，最好患病期间不要吃芒果，以免造成病情恶化。

3/

孕妇可以吃巧克力吗

孕妈妈可以吃巧克力，但一定要控制量，避免肥胖。

很多人说孕妇吃巧克力会导致流产，这种吃了让人心情愉悦的美味食品孕妇真的不能吃吗？

孕妈妈吃巧克力胎儿也开心

我们吃巧克力时都会感觉到心情很好，感觉很棒，而这种愉悦的感觉同样可以被腹中的胎儿感知。有研究发现，怀孕期间吃巧克力的妈妈，他们的孩子笑口常开，在新环境中较少表现出恐惧，可见巧克力对胎儿的发育有一定积极的作用。

在分娩之前，巧克力可以帮助孕妈妈迅速补充体力，让身体更好地应对分娩时的体力消耗，所以在进产房前记得吃块巧克力哦。

适量食用避免肥胖

巧克力虽然可以帮助孕妈妈舒缓压力，放松心情，但它本质上还是含糖量较高的一种食品。如果吃起来停不下来，过量食用巧克力会给孕妈妈的身体带来很大的负担，不仅造成肥胖，还可能引起肾功能衰退、动脉硬化、痛风等。因此，孕期吃巧克力一定要控制量。

吃巧克力不会使胎儿变黑

有人说吃黑色的巧克力会让腹中的胎儿皮肤变黑，这种说法是完全没有科学依据的。孩子皮肤的颜色是由父母的基因所决定的，皮肤黑是显性，皮肤白是隐性，父母的遗传因素决定了他们的孩子是黑还是白，并不会因为妈妈在孕期吃了黑色的食物而导致孩子皮肤变黑。

准妈妈在孕期多吃新鲜的蔬菜水果和奶制品，摄取丰富的维生素和蛋白质，孩子的肤色会更好。

孕妇可以
吃羊肉吗

羊肉既美味，又能散寒开胃，只要注意将羊肉煮熟，一次不要吃太多就可以了。

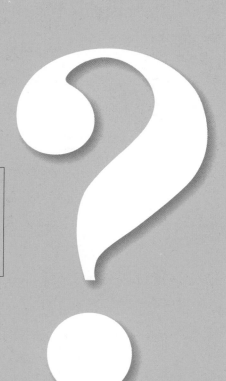

羊肉的肉质细嫩，味道鲜美，是补血调血、散寒开胃的冬季进补佳品，能有效促进血液循环。有很多孕妈妈在孕期经常手足冰凉，体虚无力，适当吃些羊肉可以温养身体。

吃羊肉时，注意一定要煮熟。羊肉中有弓形虫，如果烹调温度不够高，煮得不够透的话，杀不死寄生虫，食用后可能导致胎儿畸形。

羊肉本身能量较高，不要一次吃得太多。平时很少吃羊肉的人还容易引起上火，所以在吃羊肉时应该多吃点清热去火的食品，例如新鲜的蔬菜、水果等。

羊肉最适合在寒冷的冬季食用，羊肉温热，冬季常吃可以帮助身体抵御寒冷，还能增加消化酶，保护胃黏膜。而在冬季过后则应少食羊肉，尤其是对孕妇来说。羊肉性热，在春季多吃羊肉很容易上火，导致胃疼、烦躁、失眠、乳房胀痛、大便干结等症状，给孕期增加很多不适。

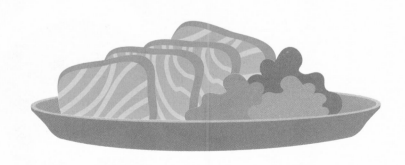

5/
孕妇能不能吃螃蟹

孕期吃螃蟹一定要彻底煮熟，一次不要吃太多，身体虚弱或孕前吃螃蟹会有胃肠不适的话，还是不吃为妙。

秋季一到，又是吃蟹的季节了，螃蟹味道鲜美，是很多人最爱的食物。不过很多人说孕妇不能吃螃蟹，孕期吃螃蟹会导致流产。面对肥美的螃蟹，孕妈妈真的只能看不能吃吗?

螃蟹虽性寒，但适量食用不足以导致孕妇流产。临床上导致流产的原因主要有染色体异常、胚胎发育不正常、内分泌功能失调、气血亏虚、劳累、惊吓，以及外界环境污染等因素，螃蟹本身并不会导致流产。

从营养角度上说，螃蟹富含优质蛋白质和DHA，蟹黄、蟹膏中有丰富的多不饱和脂肪酸，而且它不属于高汞的水产品，孕妇完全可以放心食用。

但食用螃蟹时一定要买新鲜的，彻底加热后再吃，小心寄生虫。而且不要一次吃太多，特别是孕妇，不能贪食。

如果孕妇自身体质较虚弱，经常手脚冰凉，气血亏虚，还是尽量少吃或不吃螃蟹。另外，如果怀孕前吃螃蟹会肚子疼或拉肚子，很可能是过敏或肠易激综合征，建议在孕期还是不吃为妙。

6/

怀孕了
能吃辣椒吗

> 适度吃辣可以改善孕期食欲，但不可贪食。

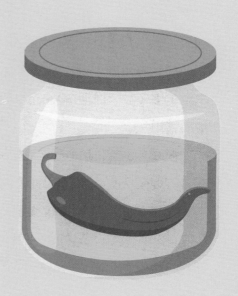

有一种说法称怀孕后不能吃辛辣食物，会导致流产，这对无辣不欢的孕妈妈来说很难接受。怀孕了到底能不能吃辣椒呢？

孕期可以吃辣椒

辣椒是一种营养价值很高的蔬菜，其中维生素 C 的含量非常高。每一百克新鲜辣椒中维生素 C 的含量达 70 毫克以上，红色的小尖椒中维生素 C 的含量高达每百克 144 毫克，在果蔬界中，辣椒的维生素 C

含量属于最高级别的。

辣椒中维生素 E、类胡萝卜素、叶酸的含量也很丰富，适当食用有助于孕妈妈摄入多种维生素。

不过需要特别提醒大家，只有新鲜的辣椒中才有大量的维生素 C，干辣椒中几乎不含维生素 C。

适度吃辣改善孕期食欲

在怀孕早期，很多孕妈妈会受到早孕反应的影响，胃口不佳，吃不下饭。可以尝试在菜里放适量辣椒，有利于改善孕妈妈的食欲，增加饭量。

对于原本就喜欢吃辣的孕妈妈来说，孕期适当吃些辣味的饭菜，既可以满足口腹之欲，又能提升满足感，心情愉快，这对孕妈妈和胎儿来说都是有益的。

贪食辣椒不可取

孕期比较容易便秘，如果吃辣椒太多会加重便秘的症状。而且吃太辣还会刺激胃肠道，带来不适感。

辣其实是一种痛觉，吃辣椒时感觉很爽，但吃完之后可能会出现腹泻、便秘等问题，这是辣椒素进入肠道后对肠道刺激产生的痛觉所致。所以，如果吃辣后会感觉不舒服的话，孕期尽量还是不要吃辣了。

7/
孕妇不能吃菠菜是真的吗

> 烹调前先将菠菜焯烫一下，就不用担心草酸影响锌和钙的吸收问题了。

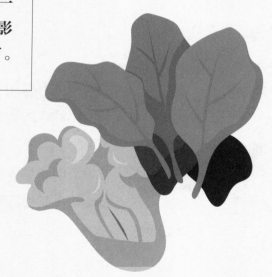

孕妇是可以吃菠菜的。菠菜富含维生素 C、类胡萝卜素和叶酸，有些胡萝卜素能在人体内转变为维生素 A，可维护孕妈妈的正常视力和上皮细胞的健康，促进胎儿的生长发育。

菠菜中含有丰富膳食纤维，可以促进肠道蠕动，利于排便，而且能促进胰腺分泌，帮助消化。多摄入菠菜中的铁还可以在一定程度上预防孕期发生缺铁性贫血。

认为孕期不能吃菠菜的观点是因为菠菜中含有草酸，而草酸对锌和钙的吸收有很大的影响。菠菜中除了含有草酸还含有叶酸，叶酸是胎儿发育的必需营养。将菠菜在热水中焯一下，草酸的含量就会大大减少，处理之后炒菜做汤食用就不用担心草酸的问题了。不过孕妇吃菠菜还是要注意控制摄取量，不宜过多食用。

菠菜中所含的铁是非血红素铁，不易被人体吸收，其补铁效果并不理想，但它富含维生素 C，维生素 C 对于铁的吸收有促进作用。菠菜搭配猪肝，对孕妈妈来说是很好的补血菜。

8/

孕期不能喝咖啡，能喝茶吗

孕妈妈可以根据自身情况，少量饮用咖啡或茶，如果饮用后有不适感，孕期还是避免喝咖啡因类饮品为好。

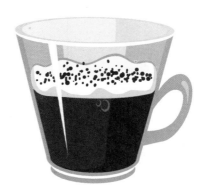

咖啡中含有咖啡因，具有兴奋中枢神经系统的作用。咖啡因可通过胎盘屏障进入胎儿的血液循环。几十年前有研究发现，咖啡的摄入量和孕期前3个月的自然流产率有关。目前的很多研究发现，没有充分证据可以表明，母亲摄入咖啡因会导致婴儿先天性异常、早产或出现低体重。在孕期适度地摄取咖啡因不会对胎儿产生不良影响。

只要孕妇每天摄入咖啡因小于150毫克，咖啡因就不会降低女性的生育能力，也不会增加孕妇分娩出患有出生缺陷或其他疾病婴儿的概率。但由于咖啡因可进入母乳中，高剂量的咖啡因可能导致婴儿睡眠时易醒和不安，所以哺乳期妈妈应该限制咖啡因摄入量。

由于每个人对咖啡因的代谢能力不同，如果在孕前喝咖啡时身体的反应较明显，那么在孕期和哺乳期还是避免饮用咖啡及含咖啡因的饮品为好。

西方国家的人们大多喜爱喝咖啡，而中国人则多爱品茶。茶中也含有咖啡因，但咖啡因的含量不如咖啡多。虽然没有研究发现浓茶会引起流产，但茶可能会影响植物性铁的吸收，如果很少吃红肉，从膳食中无法摄取足量的铁，可能会导致孕期贫血，不利于孕妇和胎儿的健康，所以不建议孕妇饮浓茶。在两餐之间适量喝点淡茶还是可以的。

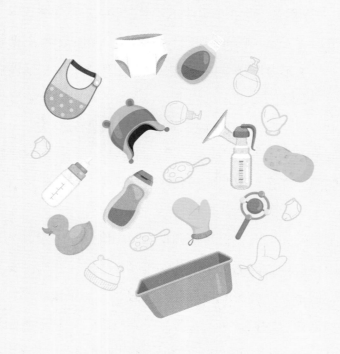

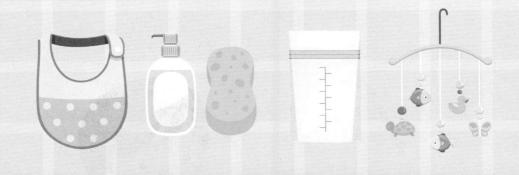

孕早期（1～12周）：
调整饮食，缓解不适

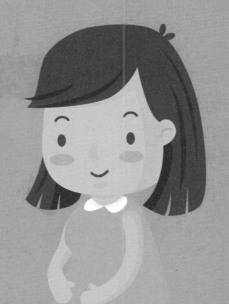

9/

怀孕
必须补充
叶酸吗

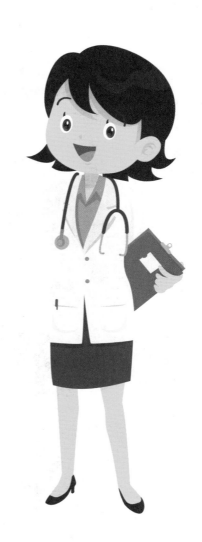

建议孕妈妈和哺乳期妈妈都要坚持补充叶酸，直到哺乳期结束。

一提起怀孕，大家都知道需要补充叶酸，而且一般建议从备孕就开始补充。叶酸是一种水溶性 B 族维生素，对胎儿的大脑和神经系统发育非常重要。孕前补充叶酸可以预防胎儿神经管畸形，降低宝宝其他出生缺陷风险。

之所以孕前就可以补充，主要是因为我国育龄女性的叶酸水平普遍较低，而且食物中的叶酸在烹调过程中极易损失掉，很难从膳食中摄取足量的叶酸。要纠正缺乏叶酸的状态需要服用叶酸 4 周以上，所以从备孕开始就要及时补充叶酸。

孕妈妈对叶酸的需求量比正常人要多，如果孕期叶酸缺乏将严重影响胎儿的健康。特别是孕早期，正是胎儿神经管形成的敏感时期，此时叶酸缺乏可能导致胎儿畸形，还可能引起自然流产，足量的叶酸才能满足胎儿神经系统发育的需要。

孕中后期，胎儿快速长大，母体的血容量、乳房、胎盘、子宫的发育使叶酸的需求量增大，如果体内叶酸不足，易发生胎盘早剥、妊娠高血压综合征、巨幼红细胞性贫血、胎儿宫内发育迟缓、早产、出生低体重等，严重影响胎儿的生长发育和智力发育。

烹调食物时最好选择蒸煮、炖、凉拌等低温烹调方式，减少加热时间，急火快炒，这样可以尽量减少食物中叶酸的流失。单靠食物中摄取难以满足孕妇对叶酸的需要量，因此要坚持吃适量的叶酸补充剂。

哺乳期妈妈对叶酸的需要量也高于正常人，因此建议孕妈妈和哺乳期妈妈都要坚持补充叶酸，直到哺乳期结束。

10/

怀孕了再补叶酸
还来得及吗

发现怀孕之后再补充叶酸还
是有用和必要的，仍可以起
到降低胎儿发育异常的风险。

现在的年轻夫妻大多都讲究优生优育，在准备孕育小生命之前都做好了备孕计划，提前几个月甚至半年就开始补充叶酸。但意外怀孕的小夫妻也有不少，宝宝的到来给了准爸妈意外的惊喜。在满心欢喜的同时，准妈妈会有些紧张，认为没有为宝宝的到来做好充分的准备，孕前没有吃叶酸，怀孕之后再吃还来得及吗？

其实，发现怀孕之后再补充叶酸还是有用和必要的。孕前没有补充叶酸不用过分担忧，从发现怀孕开始吃叶酸仍可以起到降低胎儿发育异常的风险。

孕早期的3个月正是胎儿神经管发育的关键时期，孕妈妈摄入充足的叶酸可以明显降低胎儿神经管畸形、无脑儿、先天性脊柱裂胎儿、早产及出生低体重的发生率。此时孕妈妈对叶酸的需要量较大，如果叶酸不足还可能引起自然流产。

因此，当孕妈妈因为早孕反应而发现自己怀孕时，先到医院检查一下，遵医嘱服用叶酸补充剂即可。孕妈妈可以在饮食上进行调整，多吃富含叶酸的食物，采用对叶酸损害较小的烹调方式，从膳食中也可以获取部分叶酸供身体所需。

11/

同时服用叶酸补充剂和孕妇奶粉会不会导致叶酸摄入过量

在正常膳食的基础上，同时服用叶酸补充剂和孕妇奶粉，每天叶酸摄入量为800～900微克，比较安全。

叶酸对孕期的女性和胎儿健康都十分重要，但补充叶酸并非多多益善，过量摄入叶酸可能干扰体内锌的正常代谢。

据调查显示，我国育龄女性通过膳食的叶酸摄入量平均每天不足266微克。食物中的叶酸在烹调过程中遇热、酸不稳定，会有部分损失，那么平均每天实际叶酸摄入量则低于200微克，远远低于中国营养学会推荐的每天400微克摄入量。

孕妇的叶酸推荐摄入量为每天600微克，单从膳食中摄入远远不足，因此孕妇需要服用叶酸补充剂来补足每天所需叶酸。每天吃1粒叶酸补充剂可获得400微克叶酸，加上正常从膳食中摄入的量，已基本可以满足孕妇每天身体所需。

有些孕妇还会喝孕妇奶粉，每100克孕妇奶粉中一般含600~900微克叶酸，相当于每天喝约30克孕妇奶粉冲调的200毫升液态奶可获得200~300微克叶酸。

如果在正常膳食的基础上，同时服用叶酸补充剂和孕妇奶粉的话，每天叶酸摄入量为800~900微克，没有超过叶酸的每日可耐受最高摄入量1000微克，属于比较安全的。

但需要注意，叶酸补充剂如果是用于治疗叶酸缺乏所引起的巨幼红细胞性贫血，则其剂量为每片含5毫克叶酸，孕妈妈一定注意不要服用这种叶酸补充剂，可能会造成一些不良后果。

12/

怀孕了是不是吃得越多越好

吃得多并不利于胎儿的生长发育和孕妈妈的健康，均衡营养更重要。

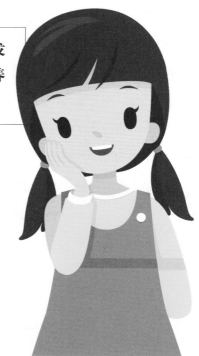

有的孕妈妈在知道自己怀孕之后，想让肚子里的宝宝"吃"得更好，马上就开始猛吃或是进补。其实，孕初期的胎儿还很小，对营养需求并不是很大，孕妈妈只要保证正常的均衡膳食即可，不需要在食量上有所改变。

摄入过多营养会增加孕妈妈胃肠道、肝脏和肾脏的负担。如果某一种食物吃得过多，会影响其他食物的摄入，这样会造成营养摄入不均衡，不利于胎儿的生长发育和孕妈妈的健康。

营养过剩的直接后果之一就是导致孕妈妈肥胖，不仅增加妊娠糖尿病、妊娠高血压综合征的发生危险，还可能导致巨大儿出生，增加生产难度。而且巨大儿出生后容易发生低血糖、低血钙、红细胞增多症等，也是宝宝成年后患肥胖、糖尿病、心血管病的潜在风险因素。

要想养育一个健康的宝宝，妈妈本身的健康非常重要，只有当孕妇保持适当的营养、运动与休息时，才能确保母亲与胎儿的健康。所以，孕妈妈要注意科学饮食，均衡营养，平时还要适当运动。

13/
孕妇增重多少最合适

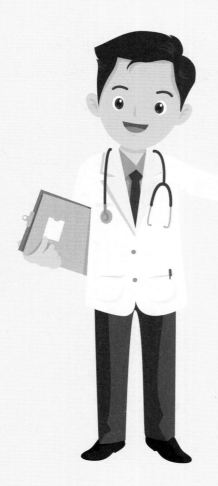

孕期增重的推荐值与孕前 BMI 值有关，怀孕不同时期适当增重更健康。

合理的体重控制既有利于孕妈妈的孕期健康和胎儿的营养供给，还有助于孕妈妈顺利分娩。孕期增重的推荐值与孕前 BMI 值有关，而且怀孕的最初 3 个月一般体重是不会增加的，体重是在进入孕四月才开始增长的。

BMI 值 = 体重（千克）/ 身高 ^{2}（米 ^{2}）

如果孕前体重正常（BMI 18.5 ~ 24.9），孕期体重增加的适宜值为 12 千克，孕中期开始每周体重增加 400 克。

孕期体重低于标准体重 10% 的女性，孕期体重增加的目标为 14 ~ 15 千克，孕中期开始每周增加不超过 500 克。

孕前体重处于超过标准体重 20% 的女性，孕期增重 7 ~ 8 千克为宜，孕中期开始每周体重增加不宜超过 300 克。

在怀孕中后期，如果体重增加太多，会影响孕妈妈的健康，可能出现妊娠高血压、妊娠糖尿病等，而且过重的胎儿对孕妈妈来说负担较大，还会增加生产的难度。适当地增重可以让胎儿健康生长，也能让孕妈妈较轻松地度过孕期和生产过程。

14/

怀双胞胎或多胞胎的妈妈需要增重更多吗

怀双胞胎或多胞胎的孕妈妈需要适当多吃一些，给宝宝们提供充足的能量。

怀了双胞胎或多胞胎的孕妈妈，一个人吃的饭几个人同时来分享，为确保宝宝们的正常生长发育，孕妈妈要比怀一个宝宝的孕妈妈摄取更多的营养。双胞胎或多胞胎孕妈妈只有增加足够的体重，才能使肚子里的宝宝们长到健康的大小，否则可能导致早产、出生低体重儿等问题。

那么怀双胞胎或多胞胎的孕妈妈，孕期体重增加多少合适呢？对于 BMI 标准的孕妈妈来说，怀了双胞胎的孕妈妈需要增加 16.7 ～ 24.3 千克；如果孕前体重超重，需要增加的体重可相应减少，宜增加 13.9 ～ 22.5 千克；孕前肥胖的双胞胎孕妈妈体重宜增加 11.3 ～ 18.9 千克。

怀双胞胎或多胞胎的孕妈妈需要适当多吃一些，饮食上选择富含蛋白质、钙、碳水化合物的食物，尤其是粗粮。加强营养能给宝宝们提供充足的能量，孕妈妈在医生或专业营养医师的指导下，可以在调整饮食的基础上适当添加膳食补充剂。

15/

素食孕妇怎样保证营养

素食孕妇需要在饮食上增加能量摄入、保证足够的蛋白质补充，还要注意补充钙和牛磺酸。

素食孕妇，由于缺乏肉类的饮食会使孕妇在优质蛋白质、脂肪、矿物质的补充方面遭受很大损失，所以必须通过科学、合理的饮食规划进行强化补充。

增加能量摄入： 素食孕妇要比非素食孕妇增加能量的摄入。

保证足够的蛋白质补充： 豆腐、豆干、豆奶等豆制品，芝麻等杂粮，黄花菜、口蘑等蔬菜，松子、杏仁、花生、瓜子等干果都含有较丰富的植物性蛋白质，吃全素的孕妇可以多吃这些食物，增加对蛋白质的摄入。

注意补钙： 含钙的食物很多，如豆类、豆腐、玉米、大麦、荞麦、芝麻、藕粉、菜心、芥菜、甘蓝、萝卜缨、苋菜、荠菜、金针菜、口蘑、木耳、海带、柠檬、核桃、松子、杏仁、瓜子等食物中都含有钙，孕妇可以根据自己的爱好选择食用。

此外，素食孕妇很容易出现牛磺酸缺乏，从而使胎宝宝的视力发育受到影响，容易孕育出视力不佳甚至失明的宝宝。所以，素食孕妇应有意识地服用一些牛磺酸补充剂，补充自身容易缺乏的牛磺酸。

纯素食的孕妈妈最好在孕产期间转为蛋奶素食，可以从鸡蛋、牛奶中摄入一定量的维生素 B。纯素食孕妇为了自己和胎儿的健康，最好额外摄入维生素 B_{12} 的膳食补充剂。

16/

高龄孕妇
应怎么吃

高龄孕妈妈在孕期更应注意营养均衡、充足，合理控制体重。

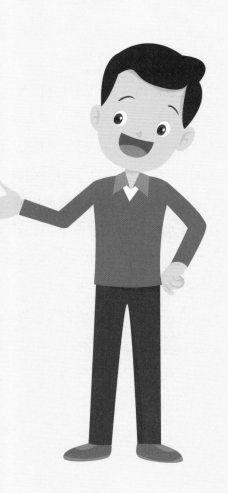

随着二胎政策的放开，很多妈妈都开始孕育第二个宝宝，其中很多都是超过 35 岁的高龄孕妇。大多高龄孕妇的身体状态、各器官的功能都不如生育第一胎时，使怀孕风险大大增加，孕期易出现糖尿病、高血压等并发症，胎儿宫内生育迟缓、早产、先天性畸形的概率也会增加。

为了保证孕妈妈和胎儿的健康，高龄孕妈妈在孕期更加应该按时产检，注意营养均衡、充足。在孕期前 3 个月，一定要定时定量补充叶酸。每日摄取 0.4 ~ 0.8 毫克叶酸可有效避免胎儿神经系统发育畸形和唇腭裂。

饮食上，最好以高蛋白、低脂肪、性温的食物为主，茶、酒、咖啡、含酒精和咖啡因的食品都不宜食用。胚胎发育的最初阶段必须保证足够的锌供给，可以多吃些牛肉、海产品、动物肝脏等富含锌的食物。

高龄孕妈妈在怀孕期间比 20 多岁怀孕时更容易发胖，要特别注意控制体重，体重过度增加易患上妊娠糖尿病，而且胎儿太大会给分娩带来困难。孕期中，高龄孕妈妈还要多关注血压等指标，如出现妊娠高血压综合征、心脏病、妊娠糖尿病等症状，要在医生的指导下治疗。

17/

肥胖孕妇
怎么吃更科学

肥胖的孕妈妈不要使用药物来减肥，更不要节食，可以通过饮食调节来控制体重。

　　如果准妈妈肥胖易造成巨大儿的出现，还可能导致妊娠糖尿病、妊娠中毒症、产后出血等并发症增多。现在都讲究优生优育，很多体重超重的女性在备孕期会进行适当减重，以保证孕期自身和胎儿的健康。对于怀孕时肥胖的孕妈妈而言，不要使用药物来减肥，可以通过饮食调节来控制体重。

控制主食和脂肪的摄入量

孕期不能盲目地减少食量或节食，必须保证每日营养的充足供应。如果母体缺乏蛋白质、维生素、钙、铁等营养物质，孕妈妈的抵抗力会下降，容易出现贫血、头晕、水肿等，而且还会影响胎儿的生长发育，可能导致流产、早产。

在保证基本营养摄入的基础上，控制糖类食物和脂肪含量高的食物摄入量。少吃面食、甜食和淀粉含量高的食物。动物性食物中可以多选择脂肪含量较低的鸡、鱼、虾、蛋、奶，少吃猪肉、牛肉、羊肉。油炸食物和坚果中脂肪含量较高，应避免吃油炸、煎烤的食物，坚果每天吃一小把即可。

多吃蔬菜水果

主食吃得少，会经常有饥饿感，也会影响孕妈妈的心情，此时就要多吃一些新鲜蔬菜和水果。蔬果中含有多种维生素，而且富含膳食纤维，既可缓解饥饿感，又可以增加维生素等营养物质的摄入。但体型肥胖的孕妈妈要注意选择含糖量少的水果，吃太多西瓜、葡萄等含糖量高的水果与吃淀粉含量高的主食在糖分摄入上没有什么区别，都会导致体重增长。

另外，肥胖的孕妈妈一定要规律饮食，按时定量，零食不要选择饼干、糖果、薯片等能量高的食物，可以在两餐之间吃些能量较低的水果，或喝杯牛奶或酸奶。

18/
有先兆流产
症状应该怎么吃

出现先兆流产症状，最好在医生指导下保胎，可以多吃一些富含大豆异黄酮、维生素 B_6、维生素 C 的食物，也要注意休息，保持心情愉快。

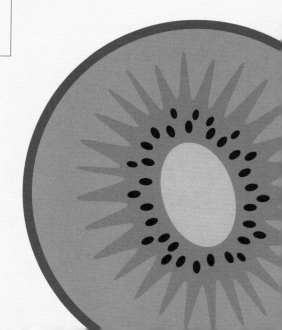

怀孕早期如果出现少量的阴道流血，有时伴有轻微下腹痛或腰痛，可能是先兆流产的症状。出现以上症状，尤其是在孕期前 3 个月出现阴道流血应尽快到医院进行检查，确诊先兆流产的原因，在医生的指导下保胎，不要自行在家安胎。

如果经过医生检查后，未发现有遗传性疾病或严重病患，胚胎发育正常，血液中绒毛膜促性腺激素（HGC）的含量正常，那么一般为孕酮低所造成的先兆流产症状。医生一般会建议孕妈妈，注射黄体酮或口服黄体酮片进行保胎。

孕妈妈可以多吃一些富含大豆异黄酮、维生素 B_6、维生素 C 的食物，如大豆和豆制品、柠檬、猕猴桃、桃子等，尽量不吃薏米、桃仁、螃蟹、冷饮、生冷瓜果等寒凉的食物，辛辣刺激、油腻、偏湿热的食物也要少吃，如辣椒、羊肉、葱、姜、蒜等。保证充足的睡眠，不要过度劳累，保持心情愉快、情绪稳定，对孕妈妈和胎儿的健康也很重要。

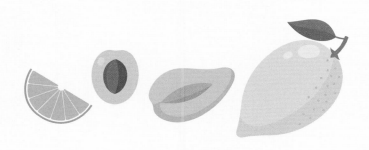

19/

发现怀孕后应该立即
告别哪些食物

生肉、生的海鲜等生食，酒、
咖啡等饮品，以及其他不
利于孕妈妈和胎儿健康的
食物孕妈妈都要避免食用。

发现自己怀孕了，大部分孕妈妈会既欢喜又紧张。其实，在怀孕初期只要保证均衡饮食、按时作息、注意休息，而且保持愉快的心情，就会慢慢适应准妈妈的角色，并体会到即将成为妈妈的喜悦。为了保证妈妈和胎儿的安全，有一些食物孕期是应该远离的。

避免吃生肉和生的海鲜

生肉和生的海鲜中可能会携带一些细菌、寄生虫等，在没有经过充分加热烹调的情况下食用会增加感染的风险，不利于孕妇和胎儿的健康。

警惕食物中的李斯特菌

李斯特菌是一种常见的食源性病原体，可以在低温下存活和繁殖，通过高温烹煮可被杀灭。孕妇要特别注意，孕期避免感染李斯特菌，即使孕妈妈症状较轻，细菌也可能会透过胎盘传染胎儿，会导致流产、败血病、初生婴儿脑膜炎等严重后果。存在李斯特菌污染风险的食物包括没有经过高温消毒的生奶做的奶酪、未经杀菌的蛋黄酱、提前做好并存放时间较长的三明治、未完全煮熟的豆芽、外面购买的沙拉包或提前准备好的沙拉等。

由于高温加热就可以杀死食物中的李斯特菌，所以，孕妇应尽量避免生食，吃剩的食物充分加热后再食用。

戒酒、戒咖啡因

酒类和烟草含有一定量的有害物质,对胎儿会造成一定影响。因此，女性在怀孕前应戒酒戒烟。但对于意外怀孕的孕妇来说，孕前戒烟戒酒已经不可能了，那就应当从怀孕第 1 个月起与烟酒说再见，将孕期可能出现的危害降至最低。

咖啡中含有咖啡因，容易造成胎儿流产，专家建议，在怀孕期间不要再饮用咖啡及含咖啡因的饮料、食物了。

20/

孕期可以吃
哪些零食

推荐孕妈妈适量食用营养丰富、低糖、低能量、高膳食纤维的零食。

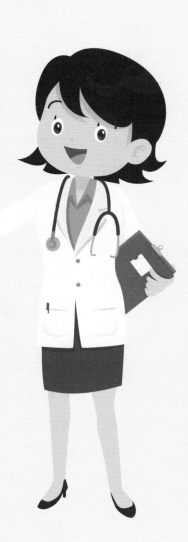

零食可以补充孕妈妈所需的营养物质，而且还能调节孕妈妈的情绪，缓解焦虑和紧张，减轻孕期反应带来的不适感。孕妈妈在零食的选择上应该选对的而不能只选自己爱吃的，建议多食用营养丰富、低糖、低能量、高膳食纤维的零食。

饼干或全麦面包：孕期饮食最好是少食多餐，这样既减轻了肠胃的消化负担，又能保证每天摄入足量的食物。很多孕妈妈会经常感觉到饥饿，饿了就要及时吃，饼干、全麦面包可以快速充饥，而且其中的膳食纤维还可以预防便秘。

酸奶：有些孕妈妈喝牛奶后会感觉胃胀，或者肠胃不舒服，那么可以加餐时喝杯酸奶。酸奶中含有益生菌，可以帮孕妈妈调理肠胃，而且酸奶更易消化吸收，同时补充身体所需的蛋白质和钙。

低糖的水果：水果中富含多种维生素，口味酸甜，是很好的零食选择。不过孕期最好食用含糖量较低的水果，如苹果、番茄、黄瓜、桃、猕猴桃等，少吃葡萄、西瓜等高糖的水果，避免超重或患上妊娠糖尿病。

坚果：黑芝麻、核桃、腰果等坚果中富含维生素和亚麻酸、磷脂等营养物质，对胎儿的发育有好处，不过不能吃太多，以免影响孕妈妈的血糖、血脂和血压。

孕期什么时候吃坚果比较好

选对种类、控制食用量、掌握吃坚果的最佳时间才能更好地发挥坚果的作用。

　　坚果富含亚油酸和 α 亚麻酸，以及大量维生素和矿物质，对孕妇和胎儿的健康都有益。在整个孕期都可以吃坚果，但坚果含有丰富的油脂，选对种类、控制食用量、掌握吃坚果的最佳时间才能更好地发挥坚果的作用。

坚果对胎儿生长发育好处多多

研究发现，对坚果不过敏的女性在孕期经常吃坚果，坚持每周5次以上，可使宝宝将来发生坚果过敏的概率大大降低。及早接触过敏原可以增强儿童对过敏原的耐受力，降低儿童发生食物过敏的危险。因此，对坚果不过敏的孕妈妈，可以将坚果作为日常零食的首选。

坚果中丰富的脂肪、亚油酸、亚麻酸等对胎儿大脑的生长发育和视力的正常发育都十分有益。

优先选择的几类坚果

核桃：含有丰富的磷脂、多种氨基酸和维生素，能补脑、健脑，促进胎儿大脑皮质的发育，对孕妈妈还有健胃、补血、润肺、养神等功效。

榛子：含有大量不饱和脂肪酸，并富含磷、铁、钾等矿物质，以及维生素 A、维生素 B_1、维生素 B_2，孕妇常吃些榛子有明目、健脑的功效。

花生：花生衣中富含铁元素，蛋白质含量也较高，并易被人体吸收，花生不仅可以作为零食吃，还可以用来做菜、煲汤等。

吃坚果的时间最好安排在早餐与午餐之间，或午餐与晚餐之间，不可吃太多，每天吃一小把即可。

22/

孕吐反应大没胃口
怎么保证营养

> 孕妈妈没有食欲时不能不吃，也不能
> 多吃，应保证营养的均衡摄入，保持
> 心情愉快。

在孕早期，大部分孕妈妈都会经历没有食欲、恶心、呕吐、反酸等问题，不喜欢闻油烟味，对油腻厚味的食物也不感兴趣。孕妇身体的这种反应其实是对体内胎儿的一种保护机制，让孕妈妈注意摄取健康的食物，远离存在安全隐患和不健康的食物。

碳水化合物要保证

早孕反应会消耗孕妈妈身体的营养储备，对食物中营养的吸收也会因频繁的呕吐而大大减少。为了保证孕早期的营养供应，应该尽量多补充些碳水化合物类的主食。因为当摄入碳水化合物不足时，体内的蛋白质和脂肪就会消耗过多，容易积累"酮体"。"酮体"是脂肪分解的中间产物，必须在有足够碳水化合物时才能继续分解为二氧化碳和水。如果体内积聚较多"酮体"，可能出现"酮症"甚至酸中毒。

所以，孕早期要保证每天至少摄入 180 克主食，比如米饭、馒头、面条、燕麦片、五谷杂粮粥等。

B 族维生素不能少

另外，还要保证足够的水溶性维生素供应，特别是 B 族维生素。B 族维生素有利于胚胎发育，还有利于胃肠消化液正常分泌，能帮助缓解早孕反应的不适感。

不能不吃也不可多吃

一般在早上时孕吐反应最强烈，因此，可以在下午和晚上不适感不太严重的时候尽量吃些东西。不要因为有呕吐就饿着不吃东西，吐了之后还可以再吃，为了肚子里的宝宝，孕妈妈应该尽量保证每日的食物摄入量。

有些孕妈妈感觉吃点话梅、果丹皮之类的食物能促进食欲，或者吃些酸菜、榨菜之类的腌制食品能让胃里好受一点，在保证食品安全性合格的前提下，少吃一点没关系，但不可大量摄入。

心情对消化吸收功能的影响也很大，孕妈妈应当放松心情，不要对吃饭产生抵触情绪，如果实在没有胃口时不要强迫自己进食，胃口好一些时可以选择自己喜欢吃又健康营养的食品。如果孕吐反应十分严重，一定要咨询医生，吃些助消化的药物或者复合 B 族维生素以缓解不适。

23/

怎么吃可以
缓解孕吐

> 酸味食物、少食多餐有助于缓
> 解孕吐不适感，辛辣刺激性食
> 物要少吃。

　　孕早期时，孕妇可以通过改变就餐方式、改变食物种类、改善烹调方式等方法调整饮食，可在一定程度上缓解孕吐。

吃好早餐很重要

　　恶心、呕吐等反应一般在早晨起床时最重，这是由于孕妇整晚都没吃东西，体内血糖含量降低造成的。要改善这种情况，吃好早餐就显得非常重要。孕妇可以在早晨起床后先吃一点富含蛋白质、糖类（碳水化合物）的食物，如牛奶加苏打饼干、面包夹鸡蛋等，然后再去洗漱，孕吐症状就会缓解很多。

酸味食物减轻不适感

柠檬、脐橙、菠萝等酸味水果具有增加食欲和止吐的作用，孕妇可以尝试用这些水果做菜，缓解剧烈呕吐带来的不适。酸梅汤、橙汁、甘蔗汁等饮料也可以缓解妊娠反应带来的不适，孕妈妈可以适当饮用。

此外，洋甘菊茶对缓解孕期胃酸过多和孕妇"烧心"有帮助，孕妇可以适量饮用。

少食多餐有帮助

有"烧心"症状的孕妇，注意进食要定时定量，必要时少食多餐，可以减少游离胃酸，减轻对胃的腐蚀。吃饭时要养成细嚼慢咽的习惯。

怀孕后，喝水应当是少量多次，在每顿饭之间小口小口地喝。不要在吃饭时或饭后大量喝水。

避免吃刺激性食物

酸性、辛辣刺激性的食物会刺激食管黏膜，加重"烧心"的症状，所以孕妇要少吃此类食物，比如，多纤维的芹菜、韭菜、黄豆芽、海带、肉汤、鱼汤、浓缩果汁、辣椒、芥末、烈性酒等，酸的水果如草莓、山楂等也不宜食用。此外，甜食、红薯也要尽量少吃。

24/

什么食物
可以缓解乳房胀痛

多吃新鲜的蔬菜水果和杂粮类食物，减少钠、咖啡因的摄入，少吃辛辣、寒凉的食物，配合轻柔按摩和充足休息，都有助于缓解孕妈妈乳房胀痛。

怀孕后受孕激素的影响，乳房会再次发育，感觉到乳房胀痛是正常的生理反应，孕妈妈不必紧张，一般不需要特别的处理。孕妈妈的乳房变大的同时，也会变得更加坚挺和敏感。孕妈妈还会发现孕期时乳晕扩大了，颜色变深了，还会出现乳房瘙痒、乳房纹等。乳房出现胀痛，与乳房的急剧变大有关。

当乳房疼痛较严重时，可以用柔软的毛巾适当热敷或轻轻擦拭胸部，但要注意避免损伤乳头。轻柔地按摩也可以缓解乳房胀痛感，还能促进乳腺发育。另外，要及时更换孕期专用的内衣，根据乳房的大小选择合适的乳罩，避免压迫乳房。

通过饮食调节也可以缓解乳房胀痛，多吃新鲜的蔬菜水果和杂粮类食物。核桃、芝麻等坚果以及黄豆、豆制品等食物可增加对维生素 E 的摄入，能让乳房组织更富有弹性。

减少钠的摄入量，高盐的食物易使乳房胀大，加重胀痛感。尽量远离咖啡、茶等含咖啡因的食物，不吃冷饮、冰淇淋等，少吃辛辣油腻食物，有助于减轻乳房的疼痛。

25/

孕期出现牙龈肿痛、口角发炎如何在饮食上调节

富含维生素 C 的新鲜蔬菜和水果，以及含钙质和蛋白质丰富的食物，有助于保持孕妈妈的口腔健康。

　　有些孕妈妈在怀孕的前 3 个月，会出现牙龈红肿、出血、疼痛，或者嘴唇干裂、舌头肿痛等表现，孕妈妈可以通过饮食上的及时调节来缓解这些不适症状。

怀孕后雌激素和孕激素增多，口腔毛细血管充血、扩张，脆性增大，妊娠造成的维生素缺乏和微量元素的相对不足，使唾液在夜间的分泌量减少，对口腔的冲刷作用下降，容易使牙龈和口腔黏膜出现感染，发生炎症。

孕妈妈此时需注意多吃富含维生素 C 的新鲜蔬菜和水果，富含钙质和蛋白质的食物可以增强孕妈妈的身体抵抗力和抗感染能力，所以，牛奶、豆类、鸡蛋、瘦肉等食物也是孕妈妈需要经常摄入的。

保持口腔卫生，早晚刷牙、饭后漱口，将残留在齿间和口腔中的残渣及时冲洗掉，可以预防和减少牙齿和口腔黏膜发生感染，对孕妈妈的口腔健康非常重要。如果炎症较严重，孕妈妈不要自行服用抗生素，以免影响胎儿健康。

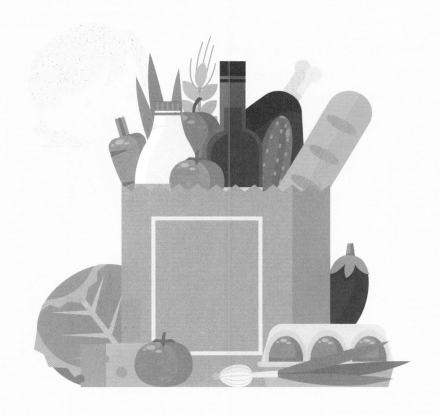

26/
"酸儿辣女"的说法靠谱吗

怀孕后口味的改变与孕期激素水平的改变和消化功能的减弱有关，作为判断胎儿性别的依据是没有科学道理的。

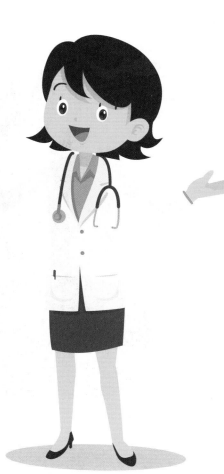

"酸儿辣女"是广为流传的预测生男生女的说法，根据孕妈妈饮食习惯的改变来判断胎儿的性别，这种说法其实是毫无科学依据的。

　　怀孕后，胎盘会分泌绒毛膜促性腺激素，抑制胃酸分泌，使胃酸减少，消化酶的活性也降低，影响孕妈妈胃肠的消化吸收功能，从而出现恶心、呕吐、食欲下降等妊娠反应。由于酸味能刺激胃液分泌，提高消化酶的活性，促进胃肠蠕动，有利于食物的消化和吸收，所以，多数孕妈妈都爱吃酸食。

　　另外，吃酸也能满足母体和胎儿的营养需求。在孕 2 ~ 3 月，胎儿的骨骼开始形成，游离钙需要在酸性物质参与下形成钙盐，并在骨骼中沉积下来。酸性物质可提高膳食中钙的溶解度，利于钙的吸收，从而促进胎儿骨骼的形成和发育。酸性物质还有助于铁的吸收，促进血红蛋白的形成，预防贫血。

　　有些孕妈妈可能在怀孕后会吃辣多一些，这可能是因为吃辣能增进食欲，让孕妈妈心情愉悦。由于个人口味的差异，有的孕妈妈平时就喜欢吃辣，所以，不能把怀孕后口味的变化当作判断胎儿性别的依据。

孕期怎么吃蔬菜、水果更科学

蔬菜、水果都要全面摄入，不能相互替代。

水果虽好，但不是多多益善

水果中维生素、水分、矿物质等含量都较丰富，孕妈妈应该保证每日摄取适量的新鲜水果。但水果中含有大量葡萄糖、果糖、蔗糖等，能量较高，进食过多会引起血糖、血脂的异常。

蔬菜可多吃，但不能代替水果

蔬菜的能量较低，富含维生素、矿物质等，膳食纤维的比例也较高。

多吃蔬菜不仅可以获得多种营养物质，还能增强饱腹感，减少其他高能量食物的摄入，是孕妈妈理想的营养来源。

有些孕妈妈怕吃水果长胖，所以就猛吃蔬菜不吃水果，这样是不对的。水果中的有机酸、碳水化合物比新鲜蔬菜多，而且水果可以直接食用，营养成分不会受到烹调方式的影响。

蔬菜水果要换着花样吃

每天都要更换不同种类的蔬菜，至少每天吃 5 种，其中绿色蔬菜应占一半。不能总吃自己喜欢的那几种蔬菜，一定要养成良好的饮食习惯，保证营养均衡。不同水果所含营养成分各不同，每天多吃几种，每种少吃一点，这样既能保证营养丰富，又不用担心能量摄入过量。

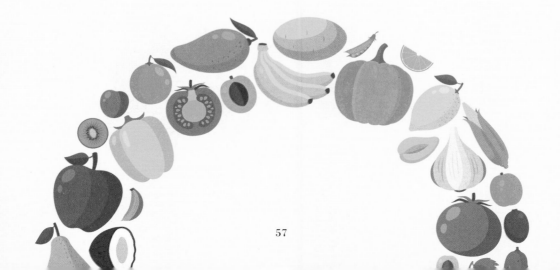

28/

孕期吃什么对胎儿大脑发育有益

在胎儿脑发育的关键时期——孕3月，孕妈妈可以在饮食中多增加富含必需脂肪酸、赖氨酸、B族维生素等对脑细胞生长有益的食物。

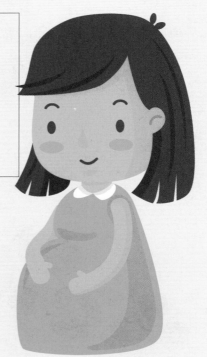

孕期第 3 个月是胎儿脑细胞发育非常活跃的时期，妊娠 3 ~ 6 个月是胎儿脑细胞迅速增殖的第一个阶段，称为"脑迅速增长期"。在这个时期，孕妈妈应该摄取大量有益于大脑发育的必需脂肪酸，可以多吃些核桃、葵花籽等富含必需脂肪酸的坚果。

核桃中所含脂肪的主要成分是亚油酸甘油酯，这种油脂可供给大脑基质的需要。另外，核桃含有的微量元素锌和锰是脑垂体的重要成分。孕妈妈多吃些核桃，尤其是在胎儿脑发育的时期，对胎儿生长非常有益。

花生蛋白中含十多种人体所需的氨基酸，其中赖氨酸可提高中枢神经组织功能，促进智力发育，谷氨酸和天门冬氨酸可促使细胞发育，增强大脑的记忆能力。花生中钙含量较高，孕妈妈多吃花生还能促进胎儿骨骼的发育。

小米和玉米是健脑、补脑的有益主食，孕妈妈也可以平时常吃。小米中含有一般粮食中没有的胡萝卜素，其维生素 B_1 的含量位居所有谷类食物之首。玉米含有的脂溶性维生素——黄体素和玉米黄质可以对抗眼睛老化，刺激大脑细胞，增强人的脑力和记忆力。

29/
如何通过饮食补充镁

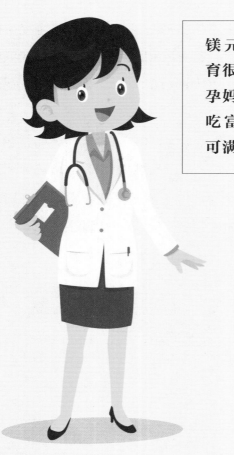

镇元素对胎儿骨骼的发育很重要，缺镁还会影响孕妈妈的健康，孕妈妈多吃富含镁元素的食物即可满足身体所需。

在孕早期 3 个月，孕妈妈摄入镁的数量直接影响新生儿的身高、体重和头围大小。镁是形成骨骼的关键营养物质，它参与骨骼中钙盐的代谢。在补钙的同时补充镁，能有效促进钙在骨骼和牙齿中的沉积。

孕妈妈如果体内缺乏镁元素，往往会出现情绪不安、易激动以及妊娠高血压、水肿、蛋白尿，严重时还会发生昏迷、抽搐等症状，不利于孕妈妈的健康和胎儿的正常发育。

有些孕妈妈会出现小腿抽筋的情况，在补钙的同时摄入足够的镁，可以促进钙的吸收，有效缓解抽筋症状。

当孕妈妈血液中镁的含量增加时，会抑制子宫平滑肌的活动，有利于维持妊娠至足月，防止早产。

镁元素广泛存在于多种食物中，如新鲜的绿叶蔬菜、海产品、豆类、坚果等食物。孕妈妈每周吃 2 ~ 3 次花生，每次 25 克左右，就可以满足身体对镁的需要了。

30/

吃维生素 E
有助于保胎吗

孕妈妈保证维生素 E 的足量摄入，对胎儿的良好发育很有帮助，如需保胎，最好在医生指导下采取相应措施。

维生素 E 是人体所需的重要的维生素之一，它可被用来治疗不孕症及先兆流产，在孕早期常被用于保胎安胎，所以维生素 E 又被称为"生育酚"。

孕期维生素 E 的足量摄入有助于胎儿的良好发育。虽然维生素 E 对孕妈妈很重要，不过绝大多数孕妈妈无需特意补充。我们日常饮食中很多食物都含有维生素 E，足以满足孕期每日 14 微克的需要量。

各种植物油、坚果、许多绿色蔬菜等都是摄取维生素 E 很好的来源。炒菜时使用富含维生素 E 的葵花子油，每天摄入 2 勺就可以满足每天维生素 E 所需。

如果出现先兆流产的症状，孕妈妈最好先去医院检查一下，在医生的指导下通过饮食调节或药物保胎。孕妈妈要多卧床休息，调解自己的情绪，尽量保持心情舒畅，不要过度担心和紧张，饮食上均衡营养，不要吃寒凉和刺激性食物。

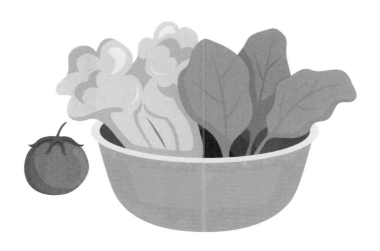

31/

孕期需要吃哪些营养补充剂

钙片、鱼油、复合维生素片等，孕妈妈可以根据医生的建议，在孕期不同时期根据自身营养需求选择孕产妇专用的营养补充品。

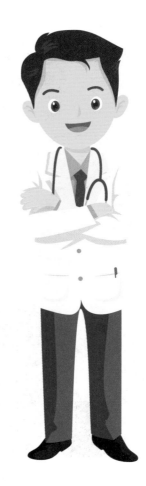

孕妈妈的体内孕育着一个新的生命，身体所需的营养物质比一般女性要多，在保证日常均衡饮食的情况下，可能无法为胎儿和母体足量提供某种或某些必要的营养物质，此时可以适当吃些营养补充剂来补充。

　　现在市场上孕妇用的营养补充剂品种非常多，主要包括钙片、鱼油、复合维生素片等，建议选择医生推荐的孕产妇专用营养补充品。在孕初期，医生会建议孕妈妈补充叶酸，有效预防胎儿神经管畸形。到孕中期后，如果孕妇饮食中钙的摄取量不足，可适当补充钙片。孕晚期，胎儿需要储备一定量的铁供出生后消耗，孕妈妈要注意铁剂的补充。

　　新鲜的蔬菜水果中富含多种维生素，日常饮食注意荤素搭配，食物多样化，不挑食偏食，一般可满足身体对维生素的需求量。如果孕妈妈由于妊娠反应或其他原因无法保证正常饮食，可在医生的指导下服用维生素类补充剂。

　　各种营养补充剂需要与蛋白质、糖类和脂肪一起作用，可选择在一天中饭量最多的一餐后服用。如果服用多种补充剂，可以在早餐、午餐或午餐、晚餐后分开服用。

32/

哪些孕妇
不宜喝牛奶

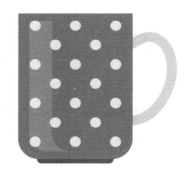

牛奶是摄取钙的最佳食物来源，但有些孕妈妈不适合通过喝牛奶来补钙，需要特别注意。

乳糖不耐受的孕妈妈：如果孕妈妈属于乳糖不耐受体质，由于体内缺乏乳糖酶，不但无法吸收牛奶中的营养，还会使肠道的正常环境被乳糖破坏而引起腹痛、腹泻等不适。

患缺铁性贫血的孕妈妈：患有缺铁性贫血的孕妈妈若喝牛奶，体内从食物中吸收的亚铁与牛奶中的钙、磷等成分结合，生成不容易被吸收的不溶性化合物，影响铁的吸收利用，不利于恢复健康。

患消化道溃疡的孕妈妈：牛奶可以刺激这些孕妈妈的胃肠黏膜分泌大量胃酸，使病情加重。

患反流性食管炎的孕妈妈：牛奶中的脂肪会影响食管下括约肌的收缩，使胃液或肠液反流症状加重。

患有胆囊炎和胰腺炎的孕妈妈：牛奶中含有丰富的脂肪，而脂肪的消化需要胆汁和胰脂酶的参与，饮用牛奶将加重孕妈妈胆囊和胰腺的负担，使病情加重。

33/

喝孕妇奶粉
有什么讲究

> 孕妈妈可以根据自己的身体情况和营养需要选择孕妇奶粉，但不要过分迷信孕妇奶粉有特殊的功能。

孕妇奶粉，主要是针对备孕和孕期女性食用的奶粉，其中会强化一些备孕和孕期特别需要的营养素，如钙、铁、锌、碘、叶酸、DHA 等，可保证母体健康的同时促进胎儿骨骼、视力、大脑的全面发育。

不是所有孕妇都要喝孕妇奶粉

孕妇奶粉虽含有多种营养成分，但并不是所有孕妇都适用。孕妇奶粉中所强化的营养素，都是可以从其他食物中获得的。

比如钙，从普通的牛奶、酸奶中就可以摄取足量钙；叶酸则可以通过食物（主要是深绿色蔬菜）来补充，另外，专门的叶酸补充剂也可以为孕妇提供充足的叶酸；DHA 可以从鱼类等水产品食物中获得。

孕期所需要的营养应该主要靠均衡多样化的食物来摄取，而不是仅仅靠孕妇奶粉。也就是说，如果饮食可以做到均衡营养，就没什么必要喝孕妇奶粉。但如果因早孕反应等原因，孕妇不能通过饮食摄入足够的营养，喝孕妇奶粉可以作为不错的补充。

另外，体重超标、体重增长过快的孕妈妈应该慎重选择孕妇奶粉，因为孕妇奶粉中脂肪含量和热量都相对较高，可能不利于孕期的体重控制。

孕妇奶粉并没有缓解孕吐的作用

有说法称，孕妇奶粉可缓解怀孕初期孕吐等不良反应，实际上，这种说法并没有什么依据。

孕早期呕吐、恶心等不良反应主要是因为怀孕后女性体内激素水平变化所引起的，孕妇奶粉只是做了营养素的强化，并不会对激素水平有什么改善作用。

有些孕妇可能喝了一段时间孕妇奶粉后孕吐症状有所减轻，这可能是因为随着时间的推移，到孕中期，体内激素水平有新的变化，本来就基本不会有孕吐反应了，与孕妇奶粉没有直接的关系。

34/

孕期在外就餐
怎样保证安全

在外就餐时，食物多样化、少盐、少油、忌生冷、忌辛辣刺激等饮食原则孕妈妈都需要多加注意。

孕妈妈在吃东西方面应该特别注意，孕期吃好了、吃健康了才有利于胎儿的健康，吃不好会影响胎儿的生长。有很多孕妈妈在怀孕后会坚持工作，早上赶时间上班，可能没办法享用精心的早餐，午餐难免会在公司附近解决，或者吃外卖。虽然现在在外就餐的选择性比较多，但是孕妈妈要注意以饮食安全和营养均衡为原则。

　　孕妈妈在外就餐要注意饮食多样化，每餐吃一些不同的食物，但要注意控制食用量，保证营养均衡，又不会过量摄入。

　　餐馆做的饭菜或外卖餐食一般盐和油脂都比较多，蔬菜类食物较少，孕妈妈在外就餐时可以多加一份蔬菜类食物，或者点个豆腐、水果沙拉作为配餐。

　　尽量不要选择烧烤、冷荤凉菜、生鱼片、海鲜等高风险食物，以免引发食物中毒或感染寄生虫等，危害孕妈妈和胎儿的健康。

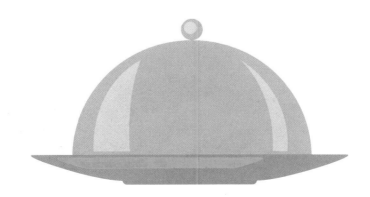

35/

孕妇怎样避免
食物过敏

过敏体质的孕妈妈在饮食上需要多加注意，避免食用孕前过敏的食物和易引起过敏的食物。食物过敏时，孕妈妈不要自行服药。

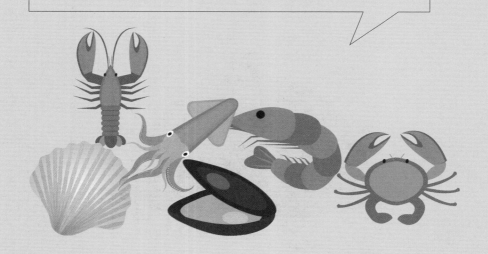

过敏体质的孕妈妈，可能对某些食物过敏，如果吃了致敏食物，经消化吸收后，致敏物质可从胎盘进入胎儿血液循环中，不利于胎儿的生长发育，或直接损害胎儿某些器官、组织，导致胎儿畸形或患某种疾病。

因此，过敏体质的孕妈妈需要特别注意，孕前过敏的食物，在怀孕期间要避免食用。不要吃过去从未吃过的食物或霉变食物。

如果食用某些食物后觉得皮肤发痒、腹痛、腹泻、气喘等，应考虑可能是食物过敏，立即停止食用这些食物。

鱼、虾、蟹、贝壳类食物以及辛辣刺激性食物易引起过敏，孕期也要慎吃。如果实在想吃，可以少量食用，解馋即可，切不可贪吃。

如果孕妈妈出现皮肤红疹、荨麻疹、恶心、呕吐、腹泻、打喷嚏、眼睛发痒、咳嗽、气喘等过敏反应，不要自行服用抗过敏药物。有些药物可以进入胎盘影响胎儿的生长发育，可能导致胎儿畸形或罹患疾病。一般使用的抗过敏药物是抗组胺药物，这类药物是孕妇禁用的，如果出现严重的过敏反应，最好先到医院找医生处理，如果过敏情况不严重，在身体恢复后一定不要再次食用引发过敏的食物。

36/
孕期感冒如何通过饮食缓解症状

感冒期间，孕妈妈要清淡饮食，足量饮水，不要吃滋补的食物。

　　为了胎儿的健康，孕妈妈生病时往往不会用药，像感冒这样的小病，更是硬扛着不吃药。非病毒引起的一般感冒症状较轻，流鼻涕、打喷嚏等症状一周左右会慢慢好转，一般对胎儿不会有影响。但如果伴有发热，特别是高热不退，或是病毒性感冒，孕妈妈一定要去医院就诊，遵医嘱合理服用药物，否则母体一直处于不健康的状态可能会危害胎儿的健康。

感冒期间，注意调整饮食结构，有助于身体更快恢复。

饮食宜清淡

感冒时，孕妈妈的身体需要休息，应该以易消化的食物为主，清淡一些，如稀粥、蛋羹等。

多吃新鲜的水果和蔬菜，补充维生素和矿物质。蛋、奶、鱼等富含优质蛋白质的食物也可以多吃一些。

保证足量水分供给

感冒时多喝水，多排尿，有利于及时将毒素排出体外。足量饮水，最好是喝温开水或热水，能增加排汗，水分散失可带走部分热量，便于降温。

将口、鼻放在盛有热水的保温杯口上方，吸入热的水蒸气，可以缓解感冒时鼻塞、流鼻涕等症状，不妨试一试。

不宜滋补

感冒初期会感觉身体疲乏，胃口也不好，身体需要休息，胃肠也需要休息。所以，感冒时不宜吃滋补的食物，避免增加胃肠道的消化负担。

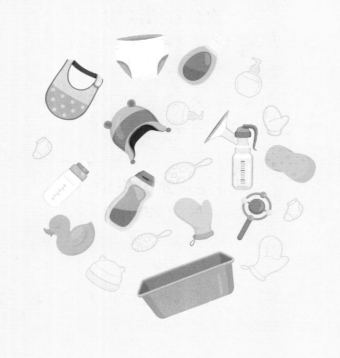

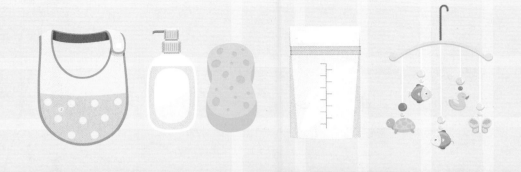

孕中期（13～24周）：
保证营养，管理体重

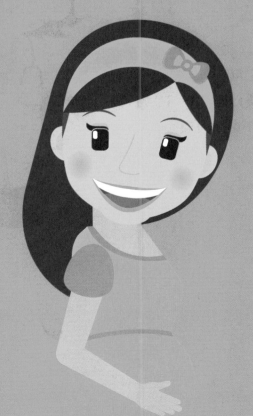

37/

孕中期应该增加摄取多少蛋白质

孕 4～6 月每日要保证摄取 70 克蛋白质，孕 7～10 月每日需摄取 85 克蛋白质。

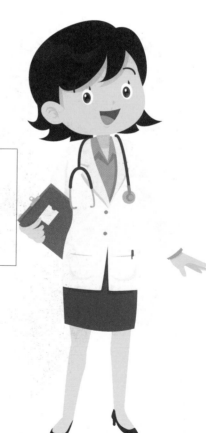

根据《中国居民膳食营养素参考摄入量表》（2013 版），轻体力劳动水平女性在孕中期和孕后期每日蛋白质需要量比孕前分别增加 15 克和 30 克，孕 4 ~ 6 月每日摄取 70 克蛋白质，孕 7 ~ 10 月每日摄取 85 克蛋白质。

其实，增加的 15 克蛋白质摄入量并不是很多，相当于 1 个鸡蛋 + 250 毫升全脂牛奶 + 20 克大米，1 个中等大小的鸡蛋约含 7 克蛋白质，250 毫升全脂牛奶可提供约 7.5 克蛋白质，20 克大米约含 1.4 克蛋白质。

对于孕妇来说，牛奶、蛋类、大豆都是很好的优质蛋白质来源，易消化吸收。

孕妈妈可以根据自己的饮食喜好进行膳食调整。如果喜欢喝牛奶，可以每天早晚各喝 1 袋（250 毫升）牛奶，或者喝 1 袋牛奶和 1 袋酸奶。喜欢吃肉的孕妈妈可以适量增加瘦肉的摄入，50 克瘦肉大约可提供 10 克蛋白质。

当然，也不用过于纠结每天是否吃够 70 克蛋白质，如果今天吃得少，第二天可以多吃点，如果今天吃多了，第二天就少吃点，做到大致平衡即可。

38/
素食孕妇如何保证
孕中期蛋白质的供应

素食主义的孕妈妈可以适量多吃豆类、奶制品和豆类食物。

随着胎儿不断发育，其对蛋白质的需求量也在增加，这就需要孕妈妈增加对蛋白质的摄入。对于一般人群，蛋白质的主要来源是鱼、肉、蛋、奶、豆类和粮谷类主食，但粮谷类食物中的蛋白质是不完全蛋白质，不利于消化吸收，鱼、肉、蛋、奶、豆类是优质蛋白质的良好来源。

但有些孕妈妈由于素食不吃肉，那么可以多吃鸡蛋和奶制品，从中摄入足够的蛋白质。如果是纯素食主义的孕妈妈，可选择多吃豆类食物，如豆浆、豆腐、豆腐干、腐竹等，避免膳食营养不平衡，蛋白质摄入量严重不足。为了胎儿的健康，建议这些孕妈妈还是适量吃些蛋类和奶制品。如果通过食物仍不能摄入充足的优质蛋白质，可以考虑在医生或营养师的建议下，有针对性地补充营养补充剂。

39/

如果经常觉得饿，吃还是不吃呢

> 孕妈妈胃口变好时要控制总摄入量，保证营养均衡。

度过早孕反应之后，到了孕中期，大多数孕妈妈的胃口会逐渐恢复，还有可能会经常觉得饿，想吃东西，此时不要因为食欲好了就管不住嘴，毫无顾忌地吃起来。

孕中期，仅需比孕早期每天多摄入 300 千卡能量。增加能量不是单纯的加量，而要重质量、重均衡。而且在食欲旺盛的时候，往往不知不觉就会吃得比较多，所以孕妈妈不要只满足口腹之欲，忘记控制体重。在孕中期，体重增长每月高于 3 千克或每月低于 1 千克都是不适当的，要注意监测自己的体重变化。

如果感觉自己食量上有所增长，那么在选择食品上就要多加注意，可以选择低脂肉类和脱脂牛奶，加餐时吃些低糖水果、全麦面包，尽量吃营养丰富、能量较低的食品。

40/

体重增长
过快怎么控制

孕妈妈可以通过调节饮食结构、
细嚼慢咽、定时定量等方法控
制体重，千万不要节食。

对某些孕妈妈来说，本身属于喝凉水都会长胖的体质，好不容易熬过了孕早期的不适，胃口慢慢恢复，肠胃反应也渐渐好转，逐步恢复正常饮食，但体重却易呈现直线上升态势，此时应该怎么吃才能既保证营养，又能控制住体重呢？

孕妈妈每日每千克体重需要的能量为 30 ~ 35 千卡（126 ~ 147 千焦），可以咨询营养师，根据个人情况制定合适的食谱。

易胖体质的孕妈妈胃口都比较好，在食欲比较旺盛时孕妈妈要提醒自己不要吃撑，吃饭时细嚼慢咽，每日的饭菜最好能定时定量。

多增加膳食纤维摄入，比如同样量的主食，可以用糙米饭或杂粮米饭代替白米饭，吃蔬菜时可以多选择芹菜、莴苣等高膳食纤维的蔬菜。

控制体重不要以不吃某类食物为代价，特别是提供蛋白质、碳水化合物、脂肪等主要营养物质的食物。胎儿发育需要脂肪和优质蛋白质，所以孕妈妈不能不吃肉，但在肉的品种和烹调方式上要留心。不吃肥肉吃瘦肉，多吃禽肉、鱼肉、虾等，多吃豆制品。

对需要控制体重的孕妈妈来说，不要靠节食来减缓体重增长的速度，最好戒掉含有大量蔗糖、葡萄糖的甜食、甜饮料等，对冰淇淋、月饼、糖果、饮料等食品还是暂时远离吧。

41/

体重增长太少
应该如何增重

保证食物的多样化，
适当增加能量的摄入，
可以帮助体重增长不
理想的孕妈妈增重。

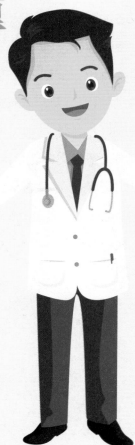

有一部分孕妈妈体重增长过慢，这会使胎儿缺营养，影响正常发育，孕妈妈需要及时调整饮食。并不是要胡吃海塞来增重，而是调整饮食方式和饮食结构来合理增重。

体重增长不理想的孕妈妈在饮食上可能有挑食、偏食的习惯，每种食物中都含有不同的营养，保证摄入食物的多样化才能获得全面的营养物质。注意多吃优质蛋白质的食物，如蛋、奶、鱼、瘦肉等。提供维生素和矿物质的新鲜蔬菜水果，以及供给脂肪的植物油、坚果类食品都是孕妈妈每日食谱中必须包含的。

有些孕妈妈食欲不佳，摄食量有限，那么就要适当增加能量的摄入，多选择能量高的食物。还可以通过少食多餐的方式来增加总摄入量。

当人体缺锌时，往往食欲会比较差。锌对胎儿的大脑发育也十分重要。所以，孕妈妈需要通过食物来补充足够的锌，多吃牡蛎、瘦肉、花生等食物。如果饮食调节的效果不明显，孕妈妈最好在医生的指导下适当补充锌制剂。

孕中期可以大吃特吃吗

大吃特吃容易营养摄入过剩，对孕妈妈和胎儿的健康都不利。

有的孕妈妈以保证胎儿营养、促进胎儿生长为借口，在孕中期大吃特吃，而且很少运动。其实，这样既对胎儿生长发育没有太大作用，又把胎儿吃成了巨大儿，把自己吃成了营养过剩。

胎儿过大，不利于分娩，易造成难产等危险情况。营养过剩时，孕妈妈易血压偏高、血糖异常。过胖的孕妈妈在生产后易出现哺乳困难，乳腺管易堵塞，极易引起乳腺炎，不能及时给宝宝喂奶。

因此，孕期饮食要注意粗细搭配，少食多餐，细嚼慢咽，定时定量，均衡膳食。而且，在身体状况允许的情况下，孕妈妈要多进行有氧运动，保持适当的体重增长，预防营养过剩。

43/

孕期控制体重
需要禁糖吗

孕妈妈不要为了控制体重就完全不摄入糖，要在均衡营养的基础上控制体重。

很多人认为，吃糖就会导致发胖。实际上，葡萄糖是身体正常运行必不可少的营养物质。糖不仅可以提供能量，还能燃烧脂肪。

如果孕妈妈为了控制体重而禁糖，那么会导致胎儿低血糖。孕妈妈应该选择既含糖也含蛋白质、脂类的食物，避免只是单纯从糖果或含糖量高的饮料中获取糖分。

44/

孕期需要低胆固醇饮食吗

血脂正常的孕妈妈不需要特别控制胆固醇的摄入，血脂异常的孕妈妈需要注意减少富含胆固醇食物的摄入。

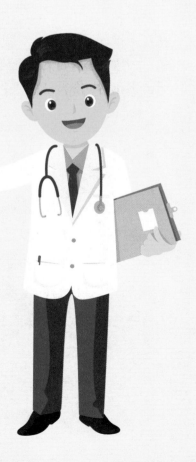

有些孕妈妈在怀孕前非常注意饮食中少摄入胆固醇，在怀孕后限制胆固醇的摄入会不会不利于孕妈妈的健康和胎儿的生长呢？

胆固醇除了从食物中摄入，我们自身也可以合成。一般来说，孕妈妈自身合成的胆固醇就能满足胎儿发育的需求。如果孕妈妈血脂不高，可以不用改变低胆固醇的饮食模式。血脂正常的话，孕妈妈也不要过分排斥富含胆固醇的食物，比如猪肝、蛋黄等，对补充胎儿所需的维生素 A 和铁等营养物质很有必要，适当吃一点无妨。

孕前运动量少、怀孕后缺少运动的孕妈妈，高龄孕妈妈，血压、血糖异常的孕妈妈，喜欢吃肥腻、甜食的孕妈妈，孕前偏瘦的孕妈妈等都要警惕血脂的情况，如果出现血脂异常，需要在饮食上限制胆固醇的摄入。肥肉、动物皮等高胆固醇的食物尽量避免摄入，另外，在烹调过程中稍加注意，也可以有效减少胆固醇的摄入。在处理肉类时，将肉皮、油脂多的部位去掉。油脂多的肉类可以先用热水焯烫一下，去掉水面表层的油脂。尽量选择脂肪少的瘦肉，少吃脂肪含量高的五花肉等。

45/
吃什么能让心情变好

香蕉、樱桃、深海鱼类、牛奶等食物可在一定程度上帮助孕妈妈缓解焦虑。

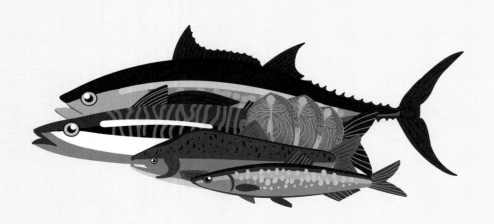

孕妈妈们受到激素的影响，时常会觉得情绪低落、脾气暴躁、心情不佳、过度紧张、情绪不安，这对自己和胎儿的健康都不利。孕妈妈要注意谨防孕期抑郁，可以吃些能缓解焦虑的食物来缓解不佳的情绪。

香蕉中含有一种称为生物碱的物质，可以振奋精神和提升信心，另外，香蕉中的色氨酸和维生素 B_6 能帮助大脑制造血清素，减少产生忧郁的情形，缓解精神压力。而且香蕉还能帮助孕妈妈解决便秘的烦恼，香蕉中的钾、叶酸等营养物质都是孕妈妈和胎儿必需的营养元素。

樱桃的营养价值非常高，富含铁元素，每天吃几颗樱桃，可以有效增加身体对铁元素的吸收，预防孕妈妈出现缺铁性贫血。樱桃中的花青素还能缓解身体的炎症，有效缓解孕妈妈腰酸腿疼等不适感。

深海鱼中含有丰富的不饱和脂肪酸，其中的 ω-3 脂肪酸与抗忧郁成分有类似作用，可以调节神经传导，增加血清素的分泌量。血清素是制造幸福感的重要来源之一，如果血清素功能不足或分泌量不够时更易产生忧郁的情绪。

牛奶有镇静、稳定情绪的作用，牛奶中的钙最易被人体吸收，是孕妈妈平时补钙的主要食品。睡前喝上一杯热牛奶，有很好的助眠作用，晚上休息得好，白天自然精神百倍，心情也会变好。

46/

吃什么能预防
长妊娠纹

孕妈妈多补充富含
胶质的食物，可以
有效预防妊娠纹的
出现。

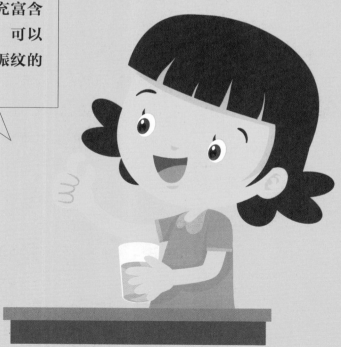

怀孕 13 周之后，宝宝长大的速度开始加快了，大约 20 周开始，孕妈妈就可以感受到胎儿的动静。随着肚子慢慢变大，很多孕妈妈开始担心妊娠纹的问题，害怕自己变成"花肚皮"。为了减少妊娠纹的出现，孕妈妈应该在饮食菜单中加入一种重要的营养物质了，那就是胶质。每周至少要补充 3 次胶质食物，每次大约半碗。

猪皮、猪脚、鸡脚、牛筋、海参等食物中含有丰富的胶质，多补充胶质，能让孕妈妈肚皮的延展性增加，在肚子慢慢变大的过程中妊娠纹出现的可能性就会变小。胶质耐煮，不会因为烹调时间过长而流失，可以用卤的方式来烹调。熟食店中就有各种美味的卤制胶质食品，买来后先过一下热开水再吃，去掉卤汁中易引起上火的香辛料。如果担心市面卖的加工食品香料、添加剂过多的话，可以在家中自制，按自己喜好的口味添加调味料。

47/

孕期吃什么能让宝宝皮肤和发质好

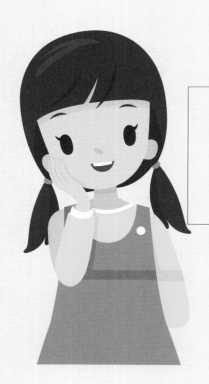

孕妈妈多吃富含维生素C、维生素A和B族维生素的食物，对宝宝的皮肤和发质有益。

孕妈妈们都希望自己的宝宝出生后皮肤白嫩、头发乌黑浓密，那么能通过孕期的饮食调节来改善宝宝的皮肤和发质吗？

皮肤的颜色和肤质很大程度与遗传因素有关，食物对其改善的空间很小。但孕妈妈还是可以多吃一些对宝宝皮肤发育有帮助的食物。维生素 C 可以干扰黑色素的形成，减少黑色素的沉淀，孕妈妈可以多吃一些富含维生素 C 的水果和蔬菜。维生素 A 可以帮助保护胎儿皮肤的上皮细胞，使胎儿的皮肤细腻有光泽，孕妈妈多吃动物肝脏、蛋黄、胡萝卜、西红柿、绿色蔬菜等富含维生素 A 的食物，可以使宝宝的皮肤更细腻。奶制品和豆制品能促进胎儿皮肤细胞的活性，孕期也应该适当多摄入。

富含 B 族维生素的食物有助于胎儿的头发浓密、乌黑，坚果、瘦肉、动物肝脏、鱼肉、鸡蛋、牛奶、豆类等食物，孕妈妈可以多吃一些。但坚果、动物肝脏含油脂较多，摄入量要注意控制好。

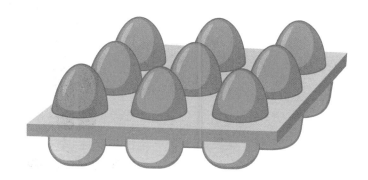

48/

孕中期应该
怎么补钙

在孕期不同阶段根据需求量补充钙质，可以从饮食和补充剂中摄取。

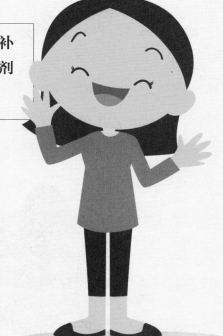

钙是骨骼和牙齿的主要成分，孕妈妈保证钙的足量摄入，不仅对胎儿的骨骼和牙齿发育很重要，还对保持孕妈妈心血管健康有很大作用。

孕4月是胎儿恒牙开始发育的时期，孕妈妈及时补钙有助于将来宝宝拥有一口好牙。孕妈妈摄入足量钙也能预防小腿抽筋、牙齿松动等。

奶和奶制品是钙的优质摄取来源，奶中钙的含量既丰富又易吸收。每日饮用200～300毫升牛奶就可以满足孕中期钙需求量的1/3。另外，虾皮、豆腐干、芝麻酱、黄豆等食物也是很好的补钙食品。

补钙的最佳时间是在晚上睡觉前，晚餐后休息半小时即可。少量多次补钙比一次大量补钙的吸收效果要好。每天500毫升的奶量，可以分成2～3次喝，同样，服用钙片也是选择剂量小的钙片，分2～3次随餐服用的补钙效果更好。

49/
补钙品应该怎么选

服用补钙品时看清产品标注的钙含量，根据每日所需量补充。

从孕中期开始，孕妈妈每日的钙需要量为 1000 毫克，只依靠从食物中获取很难满足，尤其是对不喝奶、不吃海产品的孕妈妈，基本都摄入不足。此时除了注意饮食补钙外，可以适当服用补钙品。

市场上的补钙产品种类很多，主要有无机钙、有机酸钙、螯合钙几大类，孕妈妈在选择时需要看清产品标注的钙含量。有的产品直接标注纯钙的含量，有的产品标注的是碳酸钙或柠檬酸钙等钙盐的含量。1 克碳酸钙中含有 0.4 克钙，服用时要推算好所吃的量是否满足每日所需量。

服用补钙品最好在吃饭的时候，可减少对消化道的刺激。钙剂和牛奶、酸奶等的服用时间最好间隔开，钙剂中的钙加上乳制品中的钙，一次摄入太多不利于钙的吸收。

50/

孕期可以多吃鸡蛋吗

孕妈妈每天吃 1 ~ 2 个鸡蛋就可以满足身体所需，吃得太多不利于消化吸收。

　　鸡蛋蛋白质含量 10% 以上，其必需氨基酸组成与人体相近，是蛋白质生物学价值最高的食物。蛋黄中脑磷脂和卵磷脂含量丰富，磷、钙、钾、钠、镁、锌及维生素 A、维生素 E、B 族维生素等微量营养素含量较高，种类齐全。

　　鸡蛋所含的营养成分，特别是磷脂成分，特别适合胎儿生长发育的需要，而且有利于提高产后母乳的质量。但鸡蛋吃得太多不利于消化吸收。一个中等大小鸡蛋的营养价值相当于 200 克牛奶，每天吃 1 ~ 2 个鸡蛋就足够了。

51/

如何从饮食调节上预防贫血

多吃动物肝脏、瘦肉、蛋类等含铁量高的动物性食物，有助于预防孕期缺铁性贫血，同时注意增加维生素 C 的摄入。

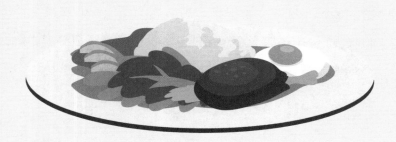

在孕期，孕妈妈为了维持自己和胎儿的血液循环，血容量增加，血液会有一定的稀释，很容易出现生理性贫血。从孕中期开始，胎儿对铁的需要量在不断增加，如果孕妈妈此时没能摄入足够的铁，会导致贫血更加严重。

在怀孕初期不贫血的孕妈妈，到了怀孕五六个月时，可能会因为胎儿的快速生长，自身的血容量增加，而突然引起贫血。所以，在整个孕期的检查中，通常会有3次贫血检查。第一次是被诊断怀孕时，第二次是在怀孕五六个月时，第三次则是在生产前两周左右，可见，在整个孕期中孕妈妈都要注意预防贫血。

对于缺铁性贫血，只要摄入足够的铁就可以有效改善。多种食物中含有丰富的铁，但应该优先选择动物肝脏、瘦肉、蛋类等含铁量高的动物性食物。动物性食物中血红素铁的吸收率远远高于植物性食物中的铁，而且植物性食物中的草酸、植酸、磷酸等会影响铁的吸收。

另外，动物性食物中含丰富的蛋白质，蛋白质是合成血红蛋白的原料，氨基酸和多肽可与非血红素铁结合，促进非血红素铁的吸收，有助于预防贫血。

维生素C可将三价铁还原成易吸收的二价铁，还可与铁络合成不稳定的抗坏血酸亚铁，使铁从其他结合物中释放出来，促进非血红素铁的吸收。所以，在补铁的同时还要多吃新鲜的蔬菜和水果。

吃哪些食物
能补铁

孕妈妈多吃瘦肉、动物血或动物肝脏等动物性食物，补铁效果更好。

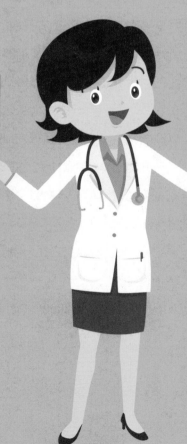

在孕中期，孕妈妈的血容量增加速度最快，胎儿的发育也在加速，更多地从母体吸收自身生长所需要的营养。为了保证孕妈妈和胎儿对铁的需求，孕妈妈要多吃含铁量高的食物，如瘦肉、动物血等。

食物中的铁分为血红素铁和非血红素铁。血红素铁主要存在于动物血液、肝脏、肌肉等组织中，人体对瘦肉和动物血中铁的吸收率约为 20%，血红素铁可在人体中较好地被吸收利用。而非血红素铁主要存在于蔬菜、谷类、坚果等植物性食物中，非血红素铁的吸收率较低，一般为 1% ~ 5%。

动物性食物中的铁还有助于植物性食物中铁的吸收，因此，孕妈妈每天最好保证摄入一定量的瘦肉、动物血或动物肝脏，补充铁的同时，还可以补充一定的蛋白质。

维生素 C 可以增加铁在肠道内的吸收，在补铁的同时最好搭配吃一些维生素 C 含量丰富的蔬菜、水果，促进铁的吸收和利用。

53/

红枣真的
能补血吗

红枣补铁的效果不如动物性食
物，但维生素 C 含量高，可以
提高铁的吸收率，孕妈妈平时
可适当吃些鲜枣。

靠饮食来补"血"是不可能的,食物能补充的是造血的原料——铁。那么红枣可以补铁吗?

红枣中的铁含量与猪肝等动物性食品相比并不高,每百克干红枣中含铁2 ~ 4毫克。而且红枣中的铁属于非血红素铁,吸收利用率较低。如果孕妈妈已经出现贫血,医生建议的饮食干预方法,首选的食物应该是动物内脏和红肉,并非红枣。

红枣作为日常补充铁的食物来源,味道甜美,可作为零食食用,也可作面点、煲汤,对补充铁还是有帮助的。

就补铁效果而言,鲜枣比干枣更好。鲜枣中维生素C含量丰富,可以提高铁的吸收率。

对孕妈妈来说,把红枣作为每日零食食用,有助于每日饮食中铁的补充,但不能作为解决贫血问题的主要措施。

54/

吃菠菜能补铁
还是会造成贫血

> 菠菜经过焯烫，去掉草酸，就不会影响对铁和钙的吸收了。

很多人认为吃菠菜能补铁，其实菠菜的补铁效果并不好。菠菜中的铁含量虽然远不及动物肝脏中多，但在蔬菜中，菠菜是富含铁的佼佼者。菠菜中所含的铁是非血红素铁，而人体对这种铁的吸收利用率很低。所以，不推荐靠吃菠菜来补铁。

菠菜中含有大量的草酸，而草酸会影响对铁和钙的吸收，所以菠菜中铁的吸收率，从理论上来说，比其他植物性食物中非血红素铁的吸收率更低。

但吃菠菜并不会破坏体内的铁，而造成贫血。菠菜中富含膳食纤维、叶绿素、B 族维生素和维生素 C，能润肠通便，而且菠菜中的叶酸也是胎儿发育的必需营养。

烹调菠菜时先将其放入沸水中焯烫一下，就可以去掉菠菜中大量的草酸，这样就不用顾虑草酸的问题了。

55/
补铁药物应该
怎么吃

补铁的药物最好在饭后服用，与钙片、牛奶的服用时间错开。

对于膳食不均衡或已出现明显缺铁性贫血的孕妈妈，应该在医生的指导下服用胃肠容易接受和吸收的铁剂。

服用铁剂后可能会出现恶心、呕吐，有的孕妈妈还会腹泻、便秘，这是铁剂对胃肠道的刺激所致。可以试试在饭后服用铁剂，一般可以减少刺激，改善这些症状。

服用补铁药物的时间最好与钙片、牛奶的服用时间间隔2小时，以免影响铁的吸收。

另外，茶、咖啡等不建议孕妈妈饮用，里面的咖啡因会影响孕妈妈的睡眠，也不利于胎儿的发育，而且会干扰对铁的吸收和利用。

如何保证 B 族
维生素的供应

孕妈妈多吃鸡蛋、谷类、深绿色蔬菜等富含 B 族维生素的食物，有助于稳定情绪。

B 族维生素能帮助色氨酸转化为烟酸，有利于神经传导并减轻情绪波动。由于受到孕期激素的影响，心情波动比较大的孕妈妈补充 B 族维生素对缓解不适有明显作用。鸡蛋、牛奶、深绿色蔬菜、谷类等食物中都含有 B 族维生素。

57/
孕期如何补碘

食用碘盐，多吃海带、紫菜等海产品，都可以帮孕妈妈从食物中摄取足量的碘。

碘是甲状腺素中的重要成分，甲状腺对身体生长发育非常重要。孕妈妈摄入的碘是否足够，直接影响宝宝的大脑发育，以及身高、体重等生长状态。

如果孕妈妈体内的碘不足，则无法保证胎儿获得充足的碘，造成胎儿甲状腺素缺乏，胎儿的中枢神经系统，尤其是大脑的发育，会受到严重损伤，可能导致呆小症，出生后治疗的效果不佳，难以补救。

含碘丰富的食物有海带、紫菜、淡菜、海虾等海产品，《孕期妇女膳食指南》建议，孕妇除选用碘盐外，每周还应摄入 1 ~ 2 次含碘丰富的海产品。如果因过敏或其他原因需要忌口，可在日常烹饪时使用含碘盐。

另外，孕妈妈不要因为补碘而过量吃盐，如果吃盐太多或食物过咸，易导致体内水钠潴留，引起水肿，影响胎儿的正常发育。

58/

孕期需不需要
补DHA

足量的DHA有利于宝宝大脑的发育，孕妈妈可以多吃鱼类和海鲜食品加强对DHA的摄入。

DHA真的能让宝宝更聪明吗

DHA是一种叫作二十二碳六烯酸的脂肪酸，它是合成磷脂的原料，而磷脂是脑细胞的结构和功能成分之一，婴儿大脑中含有60%脂肪，其中有20%是 $\omega-3$ 脂肪酸（主要是DHA和EPA）。

研究发现，孕期和哺乳期摄入充足的 DHA 对宝宝神经、视力和免疫系统发育，以及长期的认知能力都有一定作用。也就是说，足量的 DHA 的确有利于宝宝大脑的发育，让宝宝更聪明。

从哪里获得足量的 DHA

我国居民膳食营养素参考摄入量推荐，孕期每天摄入 DHA 和 EPA 的量为 250 毫克，其中，DHA 至少 200 毫克。每日所需的 DHA 可以通过膳食来加强摄入。

鱼类和海鲜是 DHA 的重要来源，如三文鱼、金枪鱼、黄花鱼、鲈鱼、鲫鱼、带鱼等鱼类，以及虾、贝类等海产品中都富含 DHA。100 克带鱼和大黄花鱼分别含 80 毫克和 90 毫克 DHA。为满足孕期对 DHA 的需要，从孕中期（13 周）开始，孕妈妈应保证平均每天摄入 50 ～ 100 克鱼虾类食品。

另外，食物中的 α - 亚麻酸可以在体内转化为 DHA，而亚麻籽油和紫苏籽油中富含 α - 亚麻酸。因此，孕期可在食用油多样化的基础上，适当增加一部分亚麻籽油或紫苏籽油。

食物是 DHA 的最佳来源，因为食物中还同时含有其他多种营养素。但如果不能通过膳食摄入达到推荐摄入量，比如有些孕妇孕吐反应严重无法正常吃饭，或者有的人不喜欢吃鱼，还有的孕妈妈可能对海鲜过敏，可采用 DHA 补充剂，在医生或营养师的指导下适量补充鱼油、海藻油等 DHA 补充剂。

59/

如何通过饮食
缓解孕期便秘

> 调整膳食结构，营养均衡，避免食用辛辣、油腻的食物，对缓解孕期便秘很有帮助。

随着孕期子宫逐渐增大，会压迫肠道抑制肠蠕动，而且子宫膨大后腹肌、骨盆底肌也会松软无力，孕妈妈容易出现便秘。此时注意调整膳食结构，避免食用辛辣、油腻的食物，养成定时排便的习惯，保持愉快的心情，可以有效改善便秘症状。

营养均衡，多吃促进胃肠道蠕动的食物

①富含纤维的食物，如各种制作较粗糙的粮食，蔬菜和水果（如豆芽、韭菜、油菜、茼蒿、芹菜、荠菜、蘑菇、草莓、梅子、梨、无花果、甜瓜等）。②促进肠蠕动的食物，如香蕉、蜂蜜、果酱、麦芽糖等。③含有有机酸的食物，如牛奶、酸奶、乳酸饮料、柑橘类、苹果等。④富含维生素 E 的食物，如动物肝脏、蛋黄、大豆、豆芽、芹菜、莴笋、紫菜、核桃、花生等。⑤富含脂肪酸的食物，如杏仁、核桃、腰果、瓜子仁、芝麻等。

补充充足的水分

孕妇每天补充充足的水分是减轻便秘的重要方法。如果孕妇体内的水分不足，粪便无法形成，便无法刺激直肠产生收缩，也就不会产生便意，导致便秘。孕妇每天至少保证 1200 毫升的饮水量可以预防便秘的发生。建议孕妇每天清晨起床后喝一杯温开水或者牛奶，这样可以很好地促进肠蠕动，帮助排便。

坚持摄入益生菌

双歧杆菌、乳杆菌等益生菌有利于改善肠道菌群，缓解便秘，可以选择片剂、胶囊等营养品，也可以选择能量较低的益生菌饮料。同时适当摄入些低聚果糖和水溶性膳食纤维，有利于益生菌在肠道中的定殖。

60/

哪些食物能助消化、消胀气

孕妈妈可以多吃些粗粮、豆类、豆制品、新鲜蔬菜等,对缓解胀气、促进消化有很好的帮助。

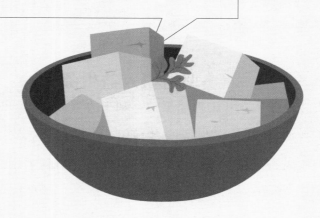

孕期中孕妈妈很容易出现腹胀，吃饭不消化，这主要是因为胃肠蠕动能力差、排气少所致。感到腹胀时，可以轻轻按摩两侧腹部，稍活动一下，也可以试试侧腹卧或膝卧位，有助于排气，缓解胀气的不适感。

维生素 B_1 可促进消化液分泌，保持肠道的正常蠕动，饮食中多增加富含维生素 B_1 的食物，可减少胀气。所以孕妈妈可以多吃粗粮、豆类、豆制品等维生素 B_1 含量高的食物，不要吃辣椒、姜、芡实等辛热食物。

粗粮和新鲜的水果、蔬菜可供给丰富的维生素，还含有较多膳食纤维，可促进胃肠的蠕动，使肠内的积存物易于排出，从而减轻腹胀，孕妈妈每天摄入这些食物，就不会经常感到腹胀了。粗粮、杂豆类食物如过多食用也会产气，所以不要一次吃太多。

洋葱、萝卜、生黄瓜、红薯、土豆等食物，在肠道中分解消化过程中会产生气体，气体没法及时排出而留在肠内就会引起腹胀，所以孕妈妈在腹胀时尽量不要食用这些食物。

61/

孕期高血压
吃什么

血压高的孕妈妈要注意低盐饮食，控制盐的摄入量。

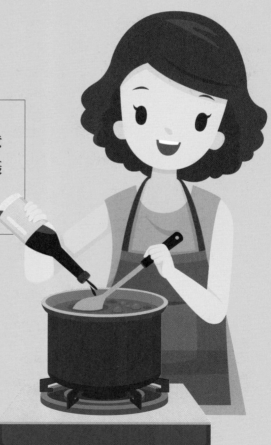

减少盐的摄入量，减轻肾脏负担

血压高的孕妈妈日常饮食宜清淡，减少盐的摄入量，避免食用咸菜、咸蛋等含盐量高的食品。另外，小苏打、发酵粉、味精中也含有钠，这些食物孕妈妈也要少吃。过浓的鸡汤、肉汤、鱼汤食用后会产生过多的尿酸，加重肾脏负担，孕妈妈血压高时要避免摄入。

巧用少盐烹调法

在烹调菜肴时，最后放盐，盐分散于菜肴表面还未渗入菜中，尝上去盐味足够，又减少了盐的摄入量。

酸味可以强化咸味，少放盐，适当加点醋，便可以让咸味突出又减少了盐的摄入。柠檬、柚子、橘子、番茄等酸味食物也可以增加菜肴的味道。

在做汤时，盐等调味料往往多在汤底，血压高的孕妈妈在吃汤菜时最好不要喝汤底，以免盐分摄入过多。

62/

吃低钠盐还需要控制摄入量吗

低钠盐中钠的含量较低，但也需要控制每日摄入量。

所谓低钠盐，是将盐中钠的含量减少，将 10% ~ 35% 的钠替换成钾，也就是低钠高钾盐。低钠盐尝起来咸味不会减少，所以吃同样量的低钠盐实际摄入的钠比吃普通盐要少，适合患有妊娠高血压、血脂异常的孕妈妈们，健康的孕妈妈也可以选用低钠盐来减盐。

低钠盐并不是适合所有人，肾脏病患者、高钾血症患者以及服用保钾药的人群不能食用低钠盐。因为这些人群对代谢排出钾有障碍，摄入的钾过多容易在体内蓄积，影响心脏活动，严重者可能危及生命。所以，如果家人患有肾脏病或血钾偏高，不能与孕妈妈一起食用低钠盐，孕妈妈也要注意提醒家人。

虽然低钠盐中钠的含量较低，但也需要控制每日摄入量。孕妈妈每天食用低钠盐不要超过 6 克。如果有水肿症状的孕妈妈，更要控制盐的摄入量，限制在每天不超过 3 克，以免加重症状。

63/

孕妈妈出现静脉曲张时饮食需要注意什么

低盐饮食，充足蛋白质的摄入，有助于缓解和预防孕妈妈静脉曲张的症状。

随着胎儿的不断生长，孕妈妈的子宫逐渐增大，压迫骨盆的血管，使下肢及外阴部的血液回流受阻，从而引起下肢静脉曲张。小腿部隆起弯弯曲曲的血管，下肢有肿胀、沉重感，还有蚁行感。一般在分娩后静脉曲张可自行恢复，不需要特别治疗，但在孕期需要注意饮食的调理，有助于缓解和避免静脉曲张。

充足的蛋白质可维持体内营养物质的平衡，增强抵抗力，还有助于血液的合成，促进血液循环。牛奶、鸡蛋、鸡肉、鱼肉、豆制品等都可以适当多吃些。特别是鸡肉，富含蛋白质、B族维生素、卵磷脂、不饱和脂肪酸，肉质细嫩，味道鲜美，常吃鸡肉对预防和缓解静脉曲张很有帮助。

如果孕妈妈出现静脉曲张，饮食上要注意低盐原则，每日摄入的盐应该控制在3～5克。摄入盐过多会导致大量水分积存在组织内，引起小腿水肿，对血管造成压迫，加重静脉曲张的症状。

64/
孕期失眠
应如何饮食

孕妈妈可以通过牛奶、豆制品、红枣等食物的作用改善睡眠质量，同时要远离不利于睡眠的食物。

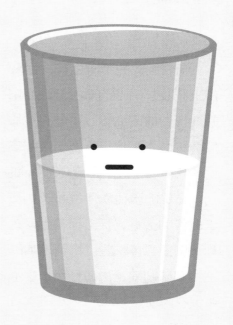

多吃促进睡眠的食物

牛奶被人们称为"白色血液"，由于其丰富的营养含量以及易吸收的特性，可以视作最理想的食品。牛奶中有一种可以抑制兴奋的物质。睡前喝杯牛奶往往能够安睡整晚。不过很多女性由于不是特别习惯喝牛奶，或者身体本身对牛奶过敏，长期饮用牛奶会有一系列肠胃方面的问题，所以，不要勉强，可以用其他食物代替。

最新研究表明，孕妇食用豆制品可以帮助改善睡眠，弥补其他食物的营养缺陷，还能增加皮肤组织中胶原蛋白的含量，同时对产后恢复也有一定的帮助。不过食用豆制品要有限度，过多摄入会导致腹胀、过敏等。

红枣具有补血安神的功效，特别是对由于气血虚弱引起的失眠治疗极佳。不过，食用红枣时一定要注意量的控制，过多食用会让肠胃负担加重。

远离影响睡眠的食物

孕期要远离那些不利于睡眠的食物，如茶、可乐、咖啡等含咖啡因丰富的饮品，因为它们易使大脑过于兴奋，进而导致失眠，并且对腹中胎儿发育不利，孕妇不宜过量食用。此外，烟、酒以及辣椒、洋葱、大蒜等过于辛辣的食物，都会刺激神经系统，过多食用易导致失眠。

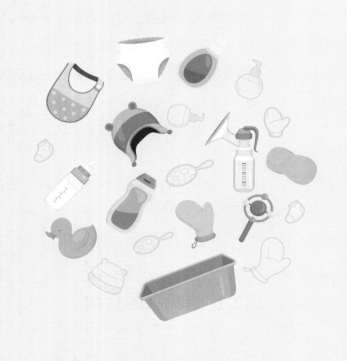

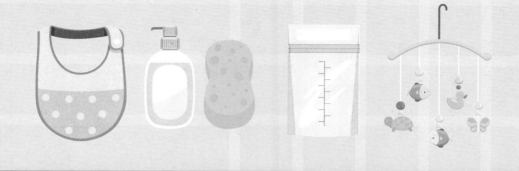

孕晚期（25～40周）：
管住嘴，增加产力

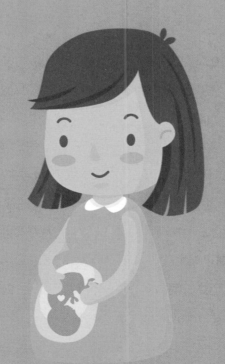

"糖妈妈"如何避免成为糖尿病患者

据估计，约 10% 左右的怀孕妇女是血糖高的妊娠糖尿病患者，也就是我们常说的"糖妈妈"。除营养过剩和激素改变外，妊娠糖尿病还与肥胖、代谢综合征、高龄妊娠、种族和糖尿病家族史等因素有关。从全球范围来看，亚裔女性更为敏感，所以中国的孕妈妈们更需注意。

妊娠糖尿病症状可能会在产后得到改善或逆转，但若不注意饮食控制和生活调理，血糖持续失控，进展为 2 型糖尿病的风险较正常人群高约 10 倍。因此，"糖妈妈"们需特别注意孕期血糖的控制。

主食量要控制："糖妈妈"一般进食量较正常孕妇多，这时就要根据血糖水平和体重增长情况限制米、面、薯类主食尤其是精米、精面的摄入，控制在每日 150～250 克左右，不能过于精细和不加控制。

煮饭时在精米中加入部分糙米、荞麦、燕麦、大麦、豆子等粗粮，和面时加些玉米面、荞麦面、莜面，都是很好的稳糖、保证营养、减少饥饿感的好办法。

保证膳食纤维的摄入：水果、蔬菜以及粗粮中的膳食纤维，人体不能直接消化产生能量，但具有饱腹、控制体重、延缓血糖上升等特殊生理功能，对于"糖妈妈"控制血糖具有重要意义。蔬菜和水果建议一天分别摄入300～500克和200～400克。水果中的草莓、猕猴桃等能量较低，可以作为首选。香蕉、荔枝、龙眼和葡萄的含糖量特别高，不宜多吃。

必要时少量多餐：为维持血糖值平稳及避免酮血症的发生，餐次的分配非常重要。因为一次进食大量食物会造成血糖快速上升；而空腹太久时，容易产生酮体和低血糖，所以特别要注意，避免晚餐与隔天早餐的时间间隔过长。病情较重的"糖妈妈"建议少量多餐，将每天应摄取的食物分成4～6餐，或将水果、点心、坚果及部分奶类等用于两餐之间，更有利于保持血糖的平稳。

合理运动不可缺："糖妈妈"千万不要偷懒，每天应进行适量的运动，尤其是孕中、晚期运动量需要达到中等强度、心率加快但不引起宫缩，运动后有一定的疲累感，但稍事休息即可恢复为度，同时严格避免低血糖的发生。每天最好的运动就是散步，饭后走走，把多余的糖分变成能量消耗掉，避免引起血糖升高或转化为脂肪存在体内。

需要注意的是，产后血糖恢复正常的"糖妈妈"，也要继续关注自己的血糖，多运动、合理膳食，以避免直接发展成为2型糖尿病。

66/

血糖高的孕妈妈
能喝粥吗

血糖高的孕妈妈最好不喝粥，特别是纯大米粥，可以选择粗粮粥或杂粮饭代替。

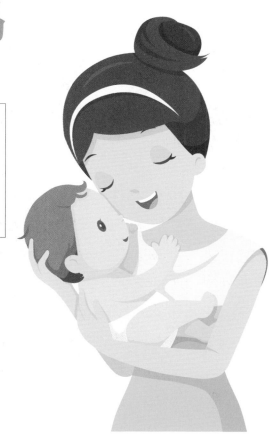

孕妈妈在怀孕 24 ~ 28 周时都会妊娠糖尿病筛查，10% ~ 15% 的孕妈妈在怀孕前未患糖尿病，而在怀孕后出现血糖高的情况。

如果糖筛查试验（GCT）结果 1 小时血糖 < 7.8mmol/L，或者葡萄糖耐量试验（OGTT）空腹血糖 < 5.1mmol/L，1 小时血糖 < 10mmol/L，2 小时血糖 < 8.5mmol/L，则为正常。如果上面几项中一项高就可以诊断为妊娠糖尿病。

出现血糖高的情况，如果可以做好饮食控制的话，就能既保证孕妈妈和胎儿的营养需要，又可以有效避免多种妊娠并发症的发生。

谷类是饮食中糖的主要来源，谷类经过长时间的熬煮，会变得黏稠，析出的糖分也多。煮粥的过程就是淀粉糊化的过程，淀粉越糊化，生糖的速度就越快，非常不利于血糖的稳定。所以，血糖高的孕妈妈最好不喝粥，特别是纯大米粥。如果想喝粥，可以适量喝点燕麦粥，燕麦的含糖量不像大米那么高，而且其中的 β - 葡聚糖成分有助于稳定血糖。

同样，大米饭、馒头等主食对孕妈妈的血糖有明显的影响，血糖高的孕妈妈也要尽量少食用。妊娠糖尿病的孕妈妈可选择杂粮饭作为主食，增加燕麦、荞麦、糙米、红豆等粗粮杂豆类食物的摄入，可延缓血糖升高速度。

67/

患上妊娠糖尿病
还能吃水果吗

患有妊娠糖尿病的孕妈妈可以选择低糖的水果，适量食用。

　　孕妈妈如果患上了妊娠糖尿病，一定要在饮食上严格把关。除了需要控制易引起血糖波动的主食量外，对水果的摄入也应该格外注意。但血糖高的孕妈妈是不是一点水果都不能吃呢？

　　不是的。水果的含糖量有高低之分，有些含糖量较少的水果还是可以适量食用的。

　　在血糖控制初期，一般建议孕妈妈先不要吃水果。等血糖控制良好后，再适量选择合适的水果补充。妊娠糖尿病的孕妈妈可以在两顿正餐之间吃点水果，每次吃 100 克左右，每天不超过 200 克，千万不要贪吃。另外，尽量选择含糖量低的水果种类，比如苹果、草莓、番茄、柚子等。在吃了水果之后，可以适当减少主食的摄入量，对调节血糖有好处。

68/

如何避免孕晚期
营养过剩

孕晚期孕妈妈需要控制主食的摄入量，避免体重增长过快。

孕晚期阶段，胎儿的生长速度很快，孕妈妈的体重仍会稳步增加。这个时期，孕妈妈每周体重的增加量为 500 克。

此阶段保证正常饮食外，还要注意主食的粗细搭配，主食量摄入要合理。水果每天吃 1 ~ 2 个即可，以免孕妈妈体重增长过快，胎儿长得过大。

如果孕晚期孕妈妈的营养过剩，可能引发妊娠糖尿病，增加妊娠高血压综合征发生的风险，导致分娩困难。如果孕妈妈的身体是健康的，那么没有必要盲目乱补。平时饮食尽量多样化，多吃新鲜的蔬菜，少吃高盐、高糖食物，时刻警惕营养过剩。

69/

孕晚期吃不下
怎么办

> 少食多餐有助于缓解孕晚期孕妈妈胃部的不适感。

在孕晚期，随着胎儿快速生长，孕妈妈可能会感到呼吸困难，喘不上气，饭后胃部不舒服，尿频尿急的情况也会出现。这是由于子宫上升到横膈，胃、肠、膀胱受到轻度压迫，孕妈妈的这些不适感会随着胎儿入盆而逐渐消失，所以当出现以上感觉时不需要太担心。

当胃部有挤压感、吃不下饭时，可以每餐少吃一点，以少食多餐为原则。孕妈妈每天可以吃五六餐，选择体积小、营养价值高的食物，如动物性食品，减少土豆、红薯等体积大、易引起胃胀的食物，保证每日所需营养物质的充足供应。

另外，由于孕妈妈胃部容纳食物的空间不多，所以不要一次性大量饮水，以免影响进食。饭前饮水过多会稀释胃液，不利于胃肠消化功能的正常运转。

70/
吃什么能补充
"脑黄金"

孕妈妈多吃核桃、花生等坚果类食品和海鱼、鱼油等食品,补充"脑黄金",促进胎儿大脑发育。

在孕晚期,胎儿的神经系统逐渐完善,全身组织尤其是大脑细胞发育速度明显加快,所以在这个时期,孕妈妈有必要补充一些胎儿大脑发育所需的必需脂肪酸。"脑黄金"是指 DHA、EPA 和卵磷脂的合称,这些物质不仅可以防止胎儿发育迟缓,预防早产,还可以促进胎儿大脑和视网膜的发育。

核桃、松子、葵花籽、杏仁、榛子、花生等坚果类食品中含有丰富的天然亚油酸、亚麻酸,孕妈妈应该适当多吃一些。另外,海鱼、鱼油等食品中富含 DHA 类物质,有健脑益智的作用,孕妈妈及时补充有助于胎儿的大脑发育。

71/

腿抽筋就是
缺钙吗

腿抽筋的原因可能有多种，如
果是缺钙引起的，孕妈妈需要
在饮食上及时调整。

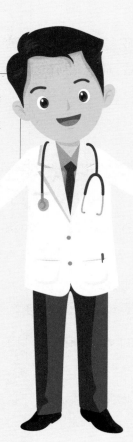

很多孕妈妈都有晚上睡觉时腿抽筋的情况，腿抽筋不一定就是缺钙，还有可以是因为过度劳累、身体着凉、饮食不当或睡觉姿势不对等造成的。如果是由于缺钙，孕妈妈需要在饮食上注意进行调整。

补钙：孕妇在膳食上要注意多补钙，平时可以多食用牛奶、虾皮、豆制品、海带、紫菜、坚果等富含钙元素的食物，以及奶油、蛋黄、动物肝脏等富含维生素 D 的食物。适当接受太阳光的照射，有助于增加孕妇体内钙的含量，预防抽筋的发生。

少吃妨碍钙吸收的食物：有些食物会影响孕妇对钙的吸收，应注意尽量避开，如碳酸饮料、钠盐、脂肪酸等。此外，一些蔬菜和主食中的草酸和植酸也需要留意。菠菜、竹笋等含草酸、植酸量多，容易与钙结合，影响钙的吸收，不宜多吃。油脂中的脂肪酸也会妨碍孕妇对钙的吸收，所以在怀孕中后期，孕妇不要过多吃油腻的食物。

正确处理掉食物中的植酸：主食中大米和白面中所含的植酸，与消化道中的钙结合，产生不能为人体所吸收的植酸钙盐或植酸镁盐，大大降低了人体对钙的吸收。因此，孕妇可以先将大米用适量的温水浸泡一会儿，这样米中的植酸酶将大部分植酸分解；而发酵后的面食分泌出植酸酶也能将面粉中的植酸水解，避免影响身体对钙的吸收。

72/

孕晚期应该
怎么补钙

根据孕晚期每天摄入 1200 毫克钙的推荐量，孕妈妈可以选择从饮食和补充剂中摄取充足的钙。

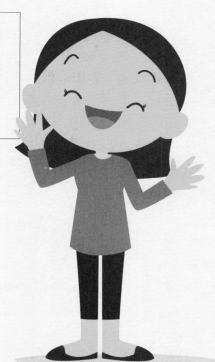

在孕中后期胎儿在孕妈妈的体内生长发育加快，孕妈妈各器官功能状况和物质代谢的变化也更加显著，对钙的需要量明显增加。若在孕后期没有及时补钙，会影响母体和胎儿的健康。

胎儿如果摄入钙不足，出生后极易患颅骨软化、方颅、前囟门闭合异常、鸡胸、漏斗脑等。有些孕妈妈在怀孕期间出现小腿抽筋，应该到医院检查一下是否缺钙，并及时补钙。但有些孕妈妈虽然体内缺钙，却没有小腿抽筋的表现，这种情况很容易忽视，没能及时补充，因此，在孕后期的产检时，孕妈妈应该在医生的指导下进行相应的检查，并调整饮食和运动。

孕妈妈在日常饮食中多摄入牛奶、豆制品、海带等含钙丰富的食物，但吃得多未必就吸收得多，还要配合适当地运动、晒太阳，促进钙的吸收。

根据我国营养学会推荐的参考摄入量，孕中期每天钙的摄入量为1000毫克，孕晚期每天的摄入量为1200毫克钙。有些孕妈妈会担心，补钙太多会导致胎盘钙化，其实补钙与胎盘钙化没有直接的关系，正常情况下，每天摄入1000 ～ 1200毫克钙不会造成胎盘的钙化。

73/

孕晚期烧心
应如何饮食

进食、饮水都少量多次，少吃酸性、辛辣刺激性食物，可以缓解孕晚期烧心的症状。

随着妊娠月份增大，孕妈妈腹内压升高，有些孕妈妈会感到胸骨底部到咽喉下方有烧灼感，这是胃酸反流到食管导致的烧心症状。特别是在妊娠中后期，孕激素分泌增加，影响食管蠕动，减缓食管中反流的胃内容物的清除，烧心的发生更为频繁。

在卧位时，横膈抬高，或者在咳嗽、屏气排便时，腹内压都会升高，可能使胃内容物向食管反流增加，症状加重。

由于酸性、辛辣刺激性的食物会刺激食管黏膜，加重烧心的症状，所以，此类食物尽量少吃。饮食以简单易消化吸收为原则，尽量供给充足的糖类和富含维生素的食物，如少糖或无糖的面包、饼干、水果等。

进食和饮水都要注意少量多次，每日三餐和加餐最好定时定量，减少游离胃酸，减轻对胃的腐蚀。每顿饭之前可以小口小口地饮水，不要在吃饭时或饭后大量喝水。

睡觉时多垫个枕头，把头部垫高，不要穿过紧的勒着腰部和腹部的衣服，保持愉快的心情，都可以缓解孕期烧心的不适感。

74/

吃什么能预防和缓解
孕晚期水肿

> 保证优质蛋白质摄入、低钠饮食，并适量饮水，可以预防和减轻孕妈妈的水肿症状。

在孕中后期母体血液明显增容，体内水分增加，血浆蛋白含量降低，子宫膨大压迫静脉，会导致孕妈妈出现水肿。为了预防和减轻水肿的症状，需要注意保证优质蛋白质摄入、低钠饮食，并适量饮水。

摄取高蛋白、低盐食物：孕妇要保证每天摄入鱼、肉、奶、蛋等动物类食物和豆类食物，这些食物中含有丰富的优质蛋白质。这些新鲜食材配合浓味的蔬菜，如番茄、茴香、芹菜、香菜、香菇、枸杞子、红枣、黑枣、醋等来料理，可以减少盐的使用量。

多吃蔬菜、水果：蔬菜和水果中含有人体必需的多种维生素和微量元素，它们可以提高机体抵抗力，加强新陈代谢，还具有解毒利尿等作用。因此，孕妇要坚持每天都吃些蔬菜和水果。

适量饮水、改善水潴留：建议孕妇每天保证 1200 毫升以上水的摄入量。还可以适量食用芦笋、大蒜、南瓜、冬瓜、菠萝、葡萄、绿豆等具有利尿作用的食物。

少吃或不吃难消化和易胀气的食物：油炸的糯米糕、红薯、土豆等食物不好消化，容易引起腹胀，使血液回流不畅，加重水肿，这些食物应该尽量少吃或不吃。

75/

孕晚期补太多钙
会不利于顺产吗

孕晚期补钙只要别过量，对孕妈妈和胎儿来说就是安全的，也不会导致分娩困难。

孕晚期胎儿的骨骼加速钙化，所以需要获得更多的钙，孕妈妈也需要摄入充足的钙才能满足胎儿发育的需求，每天应保证1200毫克钙的摄入量，孕妈妈可以根据自己的饮食情况来补充额外的钙剂。补充钙剂时不要关注每天吃几片，而应该看清每片钙剂的含钙量是多少，再根据自己所需来确定服用量。

有些准妈妈听说孕晚期补钙，可能会使胎儿的骨骼过硬，导致分娩困难。其实这种担心是没必要的。孕期补钙并不会导致胎儿骨骼过硬，胎儿的头部是身体最大的部位，在分娩过程中，胎儿的颅缝可以轻度重叠，使头颅径线缩小，便于娩出。

孕晚期补钙只要别过量，对孕妈妈和胎儿来说就是安全的。不过在孕晚期有些孕妈妈会出现便秘的情况，吃钙剂可能会加重便秘。孕妈妈可以选择液体钙，或者具有山梨醇成分的钙剂，可以帮助润滑肠道。

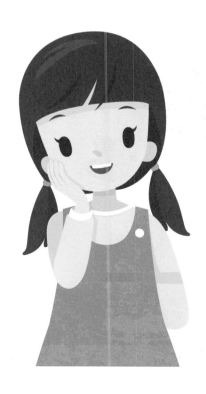

76/
孕晚期吃鹅蛋真的可以排"胎毒"吗

孕晚期吃鹅蛋可以去
胎毒的说法没有科学
依据。

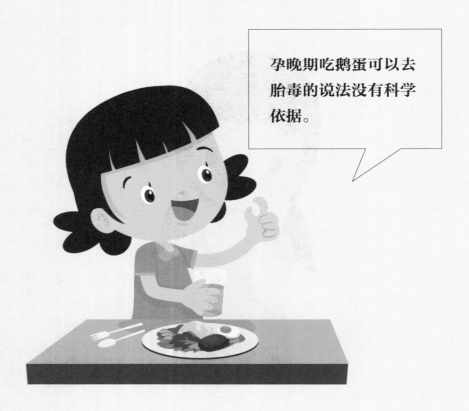

有些孕妈妈听说"孕晚期吃鹅蛋可以去胎毒"，将来宝宝出生不会得湿疹，还能快速去黄疸，这是真的吗？

其实，医学中并无"胎毒"一说，所谓大家所说的"胎毒"是指新生儿脂溢性皮炎，表现为婴儿皮肤上的皮疹现象，这种病症可能与母体的内热体质有关。如果准妈妈在孕期经常吃大鱼大肉，喝过多的孕妇奶粉，食用过量的辛辣和煎炸食物，就会加重身体内的热气，这就有可能会传给胎儿，导致宝宝出生后发生湿疹等。

鹅蛋中含有多种蛋白质，含有人体所必需的各种氨基酸，是完全蛋白质，易于人体消化吸收。其实，相比鸡蛋、鸭蛋，鹅蛋中脂肪和胆固醇含量高，营养素含量及种类并没有比鸡蛋、鸭蛋更突出的优势。如果说吃鹅蛋可以去胎毒，那么鸡蛋、鸭蛋也可以。

所以，孕妈妈可以吃鹅蛋，但鹅蛋对去胎毒没什么效果，并且要注意每天不宜吃太多。

临产前怎么吃
能增加产力

**临产前孕妈妈要选择营养价值高、易
消化、能量高的食品。**

　　临产前，孕妇由于子宫收缩造成的疼痛和忙于做产前准备，往往
在饮食方面注意不够，有些孕妇甚至因为心情焦虑而不愿进餐。分娩
是一件非常耗体力的事，整个过程中孕妈妈还要承受很大的痛苦，产
前吃一些可以快速补充能量和缓解疼痛的食物，有助于孕妇更顺利地
生产。

分娩需要耗费大量的体力，第一次生宝宝的孕妈妈，第一产程长达 8～12 小时，此时孕妈妈应尽量吃饱喝足，食物以半流质或软烂的食物为主。第二产程需要消耗更多体力，可补充一些高能量食物，如巧克力等。第三产程一般不超过半小时，可以不进食。

临产前，孕妇一般心情比较紧张，加上频繁宫缩的疼痛，不想吃东西，或吃得不多，所以，首先要选择营养价值高、能量高的食品，比如鸡蛋、牛奶、瘦肉、鱼虾和大豆制品等。馒头、小米粥、面条等主食富含碳水化合物，能帮助孕妈妈快速补充能量。钙、镁具有镇定神经、改善睡眠的作用，有助于孕妇更好地休息，所以可以喝一杯牛奶或酸奶，吃些自己喜欢吃的绿色蔬菜，以补充钙和镁。

另外，此时饮食应少而精，防止胃肠道充盈过度或胀气，影响顺利分娩。

分娩过程中消耗水分较多，因此，临产前应吃含水分较多的半流质软食，如面条、大米粥等。临产前不宜吃油腻的油煎、油炸食品。

为满足孕妇对能量的需要，临产前吃一些巧克力（不宜过多）很有益处。因为巧克力含脂肪和糖，能量高，尤其对于那些吃不下饭的孕妇来说更为适宜。

78/

哪些食物有助于产后泌乳

> 在多样化均衡膳食的基础上，增加富含蛋白质的食物，多喝汤水，有利于乳汁分泌。

　　母乳是宝宝最理想的食品，新妈妈都希望把最好的给刚出生的宝宝，但很多新妈妈在产后由于各种原因，乳汁不足以喂饱孩子，给新妈妈带来了很多困扰和忧虑。其实，只要从饮食上适当调理，坚持喂养，很快就可以实现供需平衡了。

坚持喝汤，催乳效果佳

众所周知，鲫鱼汤、猪蹄汤等是有效的下奶汤，产后特别是坐月子期间适当食用对促进乳汁分泌有很好的效果。鲫鱼有和中补虚、渗湿利水、通乳的功效；猪骨有补气血、生乳的作用，猪蹄含有丰富的蛋白质，用鱼、猪、鸡来炖汤食用，都有利于产奶。

蔬菜和肉类搭配，也可以起到良好的催乳作用，比如丝瓜瘦肉汤、芋头青菜汤等，既清淡爽口，又能补充维生素等营养物质。

不管是肉汤还是菜汤、粥羹，主要就是保证大量水分的摄入，乳汁中百分之八十以上都是水，所以想供给宝宝足量的乳汁，就要多喝汤、水。

多吃豆制品刺激泌乳

钙和铁是宝宝成长中必需的重要矿物质，大豆中的钙含量是牛奶中钙的近 2 倍，铁的含量高于鸡蛋黄，而且大豆异黄酮还能双向调节人体雌激素，刺激泌乳素的产生。因此，产后要适当多吃豆腐、豆浆等各种豆制品。

膳食中加入中药调理

通草、王不留行等中药有行血调经、催乳、消肿等功效，催乳的同时还对产后身体恢复有好处。在煲汤时加入适量通草或王不留行，通乳下奶、调理身体可以双管齐下。

79/

剖宫产手术前后饮食上应注意什么

剖宫产术后宜清淡饮食，避免吃胀气食物。

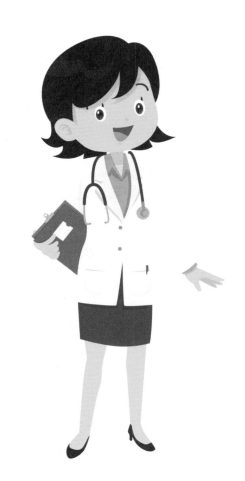

剖宫产术前不宜大补

有些孕妈妈一知道自己需要进行剖宫产手术分娩，认为手术会大伤元气，术前要好好补补身体，开始大吃特吃滋补品。这样的"保养"其实并不利于术后身体的恢复。

参类补品中含有人参皂苷，具有强心和兴奋作用，如果在手术前滥用，手术时很难与医生配合，刀口较易发生渗血，会影响手术的正常进行，也不利于产后伤口修复。

剖宫产术后避免吃胀气食物

刚做完剖宫产手术，产妇的胃肠道需要慢慢地恢复，此时最好吃一些易消化的流质食物。

有些家属会给产妇准备牛奶、豆浆，虽然是流质食物，还富含蛋白质和多种营养物质，但食用后会促使肠道产气，使产妇感觉腹胀。剖宫产手术中会刺激到肠肌，导致肠道功能受抑制，肠蠕动减慢，肠腔中本身就会积聚一部分气体，如果术后再食用胀气的食物，只会加重腹胀，也不利于伤口愈合。

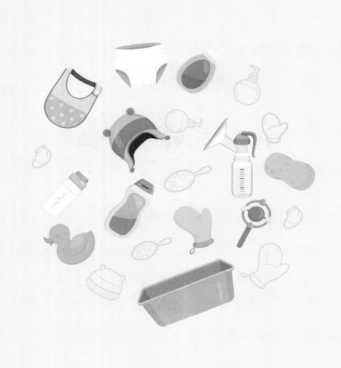

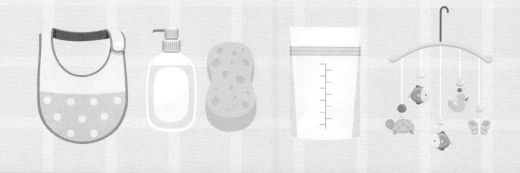

大揭秘：
坐月子怎么吃

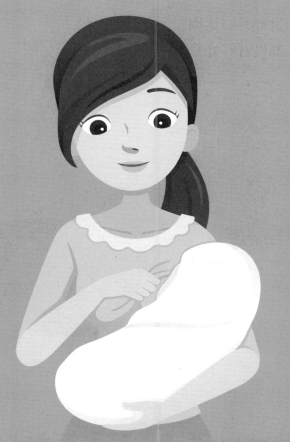

80/

产后应该立即
大补吗

产后立即进补对身体恢
复和泌乳都没有好处。

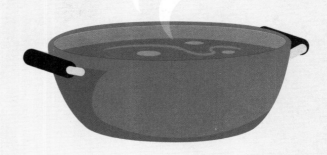

传统观念认为，刚分娩完的产妇身体很虚弱，需要马上喝母鸡汤、吃人参来恢复元气、促进产乳，这种进补对产后恢复和泌乳都没有好处。

过早喝母鸡汤导致少乳

分娩后，产妇体内雌激素和孕激素的浓度大幅度下降，此时泌乳素开始发挥作用，促进乳汁分泌。母鸡的卵巢中含有一定的雌激素，如果产后马上喝母鸡汤，会使产妇体内雌激素浓度升高，泌乳素作用减弱甚至消失，导致乳汁分泌不足。

产后立即服人参加重出血

人参是大补元气之品，但产后并不宜立即服用人参。人参中的人参皂苷有兴奋作用，新妈妈产后立即服用会出现失眠、烦躁、心神不宁等症状，不能很好地休息，影响产后恢复。而且服用人参会加速血液循环，对刚分娩的产妇来说容易加重产后出血。

产后一两周先排恶露不能补

产后前两周主要是利水消肿，将身体内的恶露排尽，恶露越多，越不能补。此时的饮食调理应该着重促进新陈代谢，排除体内过多水分。稀软、营养丰富的食物易消化吸收，汤羹对促进乳汁分泌有帮助，还要多吃新鲜的蔬菜、水果，保证维生素和膳食纤维的摄入。

81/

产后出血适当吃些补血益气的食物

产后多吃些富含蛋白质、铁元素、B 族维生素的食物，有助于身体快速恢复。

蛋白质是构成血红蛋白的重要原料，产后出血的产妇应多食用含蛋白质丰富的食物，多摄入优质蛋白质，如牛奶、鱼类、蛋类、黄豆及豆制品等。

含铁丰富的食物主要有动物肝脏、海带、紫菜、黄豆、新鲜的绿叶蔬菜及水果等。

B 族维生素是红细胞生长发育所必需的物质，动物肝脏和瘦肉中含量较多，绿叶蔬菜中含有叶酸也应多吃些。

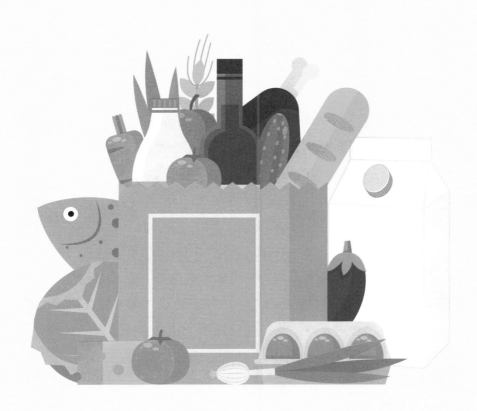

82/

吃胎盘真的能
"大补" 吗

吃胎盘大补的说法缺乏科学证据。

当准妈妈进入产房准备生产时，医生都会询问产妇是否要胎盘，如果产妇选择自行处理胎盘，医生就会将胎盘交给产妇家属，而如果产妇不要胎盘，则会由医院来进行统一处置。胎盘拿回家能干什么呢？胎盘真的能吃吗？吃胎盘可以大补吗？

胎盘的营养成分

胎盘为胎儿提供氧气和营养，带走代谢废物，它是维持胎儿生命的保障系统。胎盘是一个重要的内分泌器官，它合成绒毛膜促性腺激素、胎盘生乳素、雌激素、孕激素等多种激素，还富含干扰素、免疫球蛋白和各种生长因子。

胎盘的化学组成相当丰富，但大部分物质都是蛋白质大分子，这些蛋白质大分子经过水煮或焙干后原本的生物活性就消失了。而且即使某些蛋白质进入胃肠中，也会被消化，变成普通的氨基酸。

雌激素、孕激素等小分子可以被人体利用，但在人体中这些激素本身就会维持一定水平的平衡，不需要额外补充。

吃胎盘大补的说法缺乏科学证据

民间一直流行食用人类胎盘，不少人都认为胎盘是"补品""良药"。吃胎盘能减少产妇疼痛、增强免疫系统、加快子宫恢复、促进乳汁分泌，还可以预防产后抑郁、睡眠障碍和月经紊乱，普通人食用胎盘有益于健康，甚至抗衰老，类似的观点相信大家都听到过。

但是，目前的科学研究并没有充足的证据证明胎盘具有以上这些"功效"。

科学家对服用胎盘后激素水平、健康状况等方面做过一些研究，有动物实验，也有人类研究。但这些研究数据相当不充分，结果也不明确，无法提供足够的证据表明食用胎盘对人体有益。

食用胎盘小心安全风险

胎盘是母体和胎儿之间营养物质和代谢废物的"交换器"，胎盘具有多种营养物质的同时也可能携带细菌或母体感染的病原体。如果是通过私人倒卖而获得的胎盘，其食用安全性更加缺乏保障。

很多人认为吃胎盘可以"大补"是因为胎盘的药用功效，胎盘入药又名紫河车，《本草纲目》及不少中医古籍中都有记载。但紫河车是经过专业处理制成，用药剂量也需针对不同病症、不同患者而调整，不可随意食用。我国2015年版《中华人民共和国药典》中，已将紫河车及以紫河车为配方的中成药删除。

由此可见，胎盘拿回家还是不吃为妙。带回家的胎盘可以"种植"，将它埋在土里，播种一颗你喜欢的植物种子，让它与家里的宝宝一起茁壮成长。

83/

产后可以长时间吃红糖吗

红糖有助于产后身体恢复，但如果喝太长时间，可能会使恶露无法排尽。

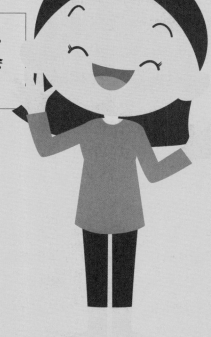

女性对红糖一定不陌生，在经期喝些红糖水可以缓解痛经，坐月子吃红糖是一直流传下来的传统习惯。有不少新妈妈在月子里每天都喝红糖水，认为红糖水可以补血，帮助身体恢复，但产后很长时间恶露一直排不尽，还总会头晕，出现了失血性贫血的症状。红糖不是补血的吗，为什么会引起贫血呢？

红糖是尚未提纯的粗制糖，含有大量铁、钙、锰、锌、胡萝卜素等物质，这些都是合成血红蛋白的基础原料，所以红糖有补血、活血的功能。而且红糖中所含的葡萄糖能直接被人体吸收，快速转化为能量，所以喝完红糖水很快就会感到全身暖暖的。新妈妈在刚分娩后元气有损，吃红糖能及时补充体力，散寒止痛、健脾暖胃，对新妈妈的产后恢复有很好的帮助。

但产后吃红糖并不是多多益善，如果喝太久反而会对新妈妈不利。长时间饮用红糖水会使宫腔内淤血排出增多，导致慢性失血性贫血，影响子宫正常恢复。而且红糖水含糖量较大，易损坏产妇的牙齿，喝太久还会带来肥胖问题。

84/

吃什么可以缓解产后掉头发

> 分娩后饮食中多摄入植物蛋白、铁质和维生素 E，有助于缓解脱发。

产后由于体内激素平衡的改变，毛发生长进入休止，头发脱落量远多于新生发量，很多女性会在产后出现不同程度的脱发，这是正常现象，新妈妈不要过度担心。

只要保证均衡膳食，放松心情，充足睡眠，头发数量会逐渐恢复到稳定水平。但如果蛋白质和微量元素摄入不足，或消化吸收不好，有可能造成头发脱落量过多或发质变差。饮食上注意及时调整，有助于减轻产后脱发现象。

补充植物蛋白

蛋白质是头发的主要成分，如果头发中缺少蛋氨酸、胱氨酸等必需氨基酸易引起掉发，平时可以多吃一些大豆、黑芝麻、玉米等含蛋氨酸的食物。

补充铁质

约有 30% 的产后脱发是缺铁造成的，可以通过多吃些含铁的食物来解决。铁质丰富的食物有黄豆、黑豆、蛋类、菠菜、胡萝卜、土豆、香蕉、带鱼、虾等。

补充维生素 E

维生素 E 具有抵抗毛发衰老、促进细胞分裂的作用，能促进毛发的生长，因此，可以多吃鲜莴苣、卷心菜、黑芝麻等食物。

85/

产后能吃水果吗

适量吃些新鲜水果，有助于产后恢复，身体虚弱的产妇可以将水果蒸熟或煮熟后吃。

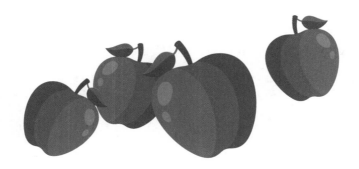

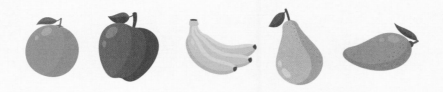

很多老人会说水果是寒凉的，产后坐月子期间不能吃。

其实，产后的新妈妈非常需要补充蔬菜水果中的维生素 C，维生素 C 有助于皮肤和黏膜的修复，特别是对产道伤口、剖宫产伤口愈合而言。而且维生素 C 还可以促进铁的吸收，帮助产妇更好地补充因分娩而损失的铁。

橙色和深绿色果蔬中的胡萝卜素能在人体内转化为维生素 A，其对产道黏膜的健康和乳汁的分泌都十分重要。

水果富含膳食纤维，不仅可以促进肠道蠕动，还能吸水膨胀，增加粪便的体积和含水量，可有效改善产后便秘。

分娩后产妇的身体较虚弱，不宜食用冷食，可以将水果蒸熟或煮熟后吃。水果熟吃可以提升食欲、促进消化，还有利于血液循环。每天食用 200 ～ 400 克水果即可，产妇可以挑自己喜欢吃的两三种水果来吃，如果吃后肠胃不太舒服，或有过敏反应，就不要再吃了。

水果最好吃新鲜的，不要吃在冰箱中存放过的。从冰箱中拿出的水果温度较低，对产妇胃肠道会产生较大刺激，易导致腹痛、腹泻。另外，在冰箱里可能受到微生物的污染，还可能滋生耐冷的微生物，引起细菌性食物中毒。

产后每天吃七八个鸡蛋对身体有不良影响吗

产妇每天吃 7～8 个鸡蛋的"老黄历"，并不适合于现代的产妇，产后修复期每天多吃 1～2 个鸡蛋是可以的，控制好蛋白质摄入总量就可以了。

产后身体恢复需要及时补充多种营养物质，其中蛋白质是必不可少的，特别是优质蛋白质的补充十分重要。鸡蛋所含的氨基酸比例很适合人体的生理需要，而且易吸收，利用率可达 96% 以上，是优质蛋白质的主要来源。

在过去缺衣少食的年代，坐月子就是吃鸡蛋、喝小米粥，有条件的话每天可能吃上七八个鸡蛋。而现在生活水平普遍提高，鸡蛋对于产妇们来说已经不是多多益善的补品了。1 个鸡蛋约提供 6 克蛋白质，如果每天吃 8 个鸡蛋的话，相当于已摄取了 48 克蛋白质，产妇每天需摄入 85 克蛋白质，8 个鸡蛋就提供了一大半。如果再加上其他富含蛋白质的食物，很容易出现蛋白质摄入过量的情况，加重产妇的肝肾负担。

所以，产后每天吃 1 ~ 2 个鸡蛋，加上瘦肉、奶、豆类等食物，既保证了每天的蛋白质供给，又同时摄入钙、铁等其他营养素，有助于身体快速恢复。

鸡蛋煮着吃，吸收利用率最大，但注意一定将鸡蛋煮熟，未煮熟的鸡蛋里容易有细菌，产妇食用后可能引起腹泻或寄生虫病，还可能危及母乳喂养宝宝的健康。

87/

产妇坐月子能不能吃盐

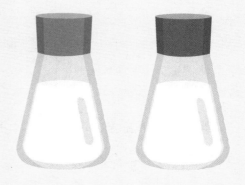

坐月子期间宜清淡饮食,但不能完全不吃盐。

很多长辈会严格控制儿媳或女儿在坐月子期间的饮食,只给产妇吃原味的食物,不加任何调味料,尤其是不放盐。他们认为不吃盐对产妇的身体恢复和乳汁分泌都有好处。其实,这种认识是错误的。

月子餐要清淡，但不能不吃盐

盐中的钠元素对人体十分重要，如果身体缺少钠离子，会出现乏力、气短、没力气等症状。如果在 42 天月子里完全不吃盐，会严重影响产妇的食欲，导致进食量减少，而且会明显影响泌乳量。另外，盐中添加的碘也是产妇和婴儿都需要的重要营养素，母乳不足或母乳中没有碘，对宝宝也不利。

产妇的饮食宜清淡，不能重口味。分娩时产妇消耗了大量体力，有的产妇还经历了剖腹产手术，肠胃等系统需要慢慢地恢复。产后应该先进食一些易消化、营养丰富的清淡流质食物，几天后再恢复至正常膳食。

根据身体恢复情况分阶段饮食调理

产后第一阶段主要是排尽恶露，饮食上要注意避免过度进补。大补气血的药材会导致产后出血量增加，不利于恶露排尽和伤口愈合。产后要尽早开奶，在乳腺没有完全疏通前先不要喝过多汤水，以免乳房胀痛。

第二阶段需要滋补气血，促进子宫收缩，可多吃一些黑豆、核桃、红枣、山药、枸杞子等补血食物。

之后则以促进泌乳和增强体质为目的，可以适当吃些猪蹄汤、鲫鱼汤等补益精血、促进乳汁分泌的食物。产后胃肠功能减弱，最好不要一餐吃太饱，应该少量多餐，每天 5 ~ 6 餐，既保证了充足的营养摄入，又有利于胃肠功能恢复。

88/

产后节食能
快速瘦身吗

产后减重不要着急，管
住嘴、迈开腿、喂母乳。

孕期体重的增加使孕妈妈的体形发生了明显的变化，在分娩后，母体的体重一般会减轻 5 ~ 6 千克，其余增长的体重需要经过一段时间才能逐渐恢复。妈妈们除了每天照顾宝宝之外，考虑的最多的就是如何减轻体重。

产后不要着急减肥

花了10个月贴的膘，不要指望一"卸货"就能全部掉下去，得慢慢来，不要着急。一般在产后42天检查时，会减掉孕期增重的一半，剩下的一半会在产后6 ~ 12个月之间减下来。

顺产的妈妈，一般在产后2个月以后可以开始恢复运动，刚开始的运动强度和运动量不要太大，逐渐增加运动量。剖宫产的妈妈，建议在3个月后再逐渐恢复运动。

不要节食减重

需要快速减重时，大家往往会采取节食的办法。但对于刚生产完的妈妈来说，身体正处于虚弱状态，这个时候不适宜采用节食的方法来减重。节食容易导致营养均衡，不利于伤口的愈合和子宫的恢复，免疫功能下降。

产后饮食依然要遵循适量、均衡、多样化的原则，不要节食，摄入量要够，但不要超量，脂肪和能量的含量不要太高。

哺乳有助于产后减重

哺乳可以刺激子宫收缩，帮助子宫恢复。乳汁中富含蛋白质和脂肪，会带走妈妈身体的部分脂肪，而且哺乳时还会额外消耗一部分能量。坚持母乳喂养有助于妈妈逐渐瘦下来，在母乳喂养期间不建议减重太快，会影响乳汁的分泌。

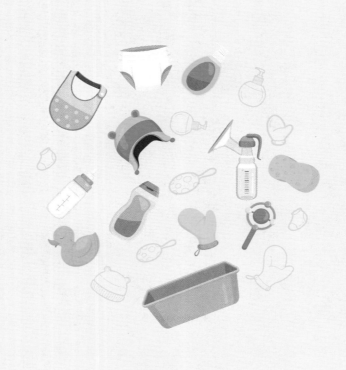